健康中国2030·专科护理健康教育系列丛书

烧伤外科护理健康教育

主　编　王　颖　谢艳平

编　者　（按姓氏汉语拼音排序）

胡　丽　王　颖　谢艳平　张彩霞

科学出版社

北　京

内 容 简 介

本书将烧伤护理的知识点转化为一问一答的形式,讲解深入浅出,综合了临床护理的基本知识,概括总结了护理关键要点,便于学习掌握。本书内容包括基础知识介绍、急救护理方法、烧伤病房的配置及消毒隔离、特殊原因及特殊部位烧伤的护理、烧伤创面的治疗及护理等。

本书可供临床各级护理人员继续教育使用。

图书在版编目(CIP)数据

烧伤外科护理健康教育 / 王颖,谢艳平主编. —北京:科学出版社,2018.1
(健康中国 2030·专科护理健康教育系列丛书)
ISBN 978-7-03-055949-4

Ⅰ. ①烧… Ⅱ. ①王… ②谢… Ⅲ. ①烧伤–护理 Ⅳ. ①R473.6

中国版本图书馆 CIP 数据核字(2017)第 316668 号

责任编辑:张天佐 胡治国 / 责任校对:郭瑞芝
责任印制:徐晓晨 / 封面设计:陈 敬

版权所有,违者必究。未经本社许可,数字图书馆不得使用

科学出版社 出版
北京东黄城根北街 16 号
邮政编码:100717
http://www.sciencep.com
北京凌奇印刷有限责任公司印刷
科学出版社发行 各地新华书店经销
*

2018 年 1 月第 一 版 开本:789×1092 1/16
2025 年 3 月第四次印刷 印张:6 1/4
字数:136 000
定价:**42.00 元**
(如有印装质量问题,我社负责调换)

丛书编委会

主　编　周宏珍　张广清
副主编　王莉慧　覃惠英　陈佩娟
编　者　（按姓氏汉语拼音排序）

　　　　陈佩娟　　邓瑛瑛　　古成璠
　　　　何景萍　　何利君　　黄　莉
　　　　李海兰　　缪景霞　　覃惠英
　　　　申海燕　　屠　燕　　王莉慧
　　　　王　颖　　谢婉花　　姚　琳
　　　　张广清　　张　军　　张晓梅
　　　　赵志荣　　甄　莉　　周宏珍
　　　　周　霞

丛 书 前 言

随着社会的进步，生活水平和文化生活的不断提高，人们对疾病护理和健康知识的需求越来越高，给护理工作提出了新的要求。同时，随着医学模式由生物学向生物-心理-社会医学的转变，护理模式也由单纯的疾病护理向以患者为中心的整体护理转变。健康教育则是整体护理中的一个重要环节，护士在健康服务体系中不仅仅是一个照护者、治疗者，而且是健康的维护者、教育者。它要求护士不仅为患者提供适当的治疗和护理，还要针对不同的患者、不同的人群开展相关疾病的健康教育，以提高患者的自控行为能力，减轻或消除患者的心理负担，促进疾病的治疗和康复。不仅有利于提高患者对医护人员的信任感，同时有利于增强患者的自我保健意识，防止疾病的复发，而且对患者在住院期间的不同阶段也会产生不同的促进作用。

目前我国护理队伍普遍存在学历偏低、年轻化、经验不足、资源分配不均等特点，如何帮助这支年轻的护理队伍在短时间内掌握疾病的基础知识及新技术的护理要点，使临床护理人员更加专业、全面地给患者或家属提供专业个性的指导成为当务之急。正是在这样的背景下，科学出版社及时组织临床护理专家出版了"健康中国2030·专科护理健康教育系列丛书"，该系列丛书的出版对于推进我国当前护理工作的开展具有现实意义。第一辑共有20个分册，各分册间相互独立又彼此关联，涵盖了内科、外科、妇科、产科、儿科等多个学科。归纳起来，本系列丛书具有以下特色。

1. 内容丰富、涵盖面广。

2. 注重讲解各专科疾病的基本概念、发病病因、临床表现、相关检查、治疗原则、护理要点、预防保健等，对于各专科患者关心的运动、心理、社会、日常保健、调养、康复等相关的健康教育，以及大众所关心的热点问题、难点问题、常见的认识误区、容易混淆的概念做了明确的解答。

3. 全书采用问答形式，便于查阅。

4. 编写队伍由活跃在临床一线的经验丰富的护理业务骨干组成，具有较高水准，对于实际工作的指导性很强。

我们真诚地希望护理同仁们通过阅读本丛书，能提高自己的专业知识和自身素质，在实践中为患者提供优质、安全、贴心的护理。

本系列丛书的编写，我们力求准确全面，但由于水平有限，不足之处在所难免，我们真诚地希望广大读者和护理同仁批评指正，以便我们今后不断修正。

周宏珍

2017年6月

序

烧伤是一门发展较快的学科，在治疗上有一定的特点。烧伤患者由于突发意外事故，病程长、病情反复、畸形、功能障碍，以及受伤者不同的心理状态、年龄、性别、职业、性格和文化素质，往往会对伤病认识不足且缺乏顽强的斗志，不仅造成患者经济和时间上的巨大损失，而且使患者身心受到痛苦的煎熬，对家庭、社会都是沉重的负担。因此，烧伤要以预防为主，努力提高人们防范烧伤的意识，这也是烧伤科护理今后的主要任务。

烧伤护理是烧伤学科重要的组成部分。烧伤科发展史上每一页光辉的业绩，无不凝聚着广大护理工作者辛勤的劳动。随着医学模式的转变及护理范畴的拓展，促进患者健康、预防与教育工作已成为护理人员的工作目标及职责。同时，由于近年来护理人才的社会需求呈现专科化、国际化的趋势，社会对护理人员的综合素质也提出了更高的要求。

本书将烧伤护理的知识点转化为一问一答的形式，讲解深入浅出，综合了临床护理的基本知识，概括总结了护理关键要点，便于学习掌握。本书内容包括基础知识介绍、急救护理方法、烧伤病房的配置及消毒隔离、特殊原因及特殊部位烧伤的护理、烧伤创面的治疗及护理等内容，旨在帮助临床专科护理人员掌握护理实践中遇到的具体问题，实用性较强，可供临床各级护理人员继续教育使用。

目　　录

第一章　烧伤的基础知识

一、什么是烧伤？

烧伤一般指热力，包括热液（水、汤、油等）、蒸汽、高温气体、火焰、炽热金属液体或固体（如钢水、钢锭）等所引起的组织损害，主要指皮肤和（或）黏膜损伤，严重者也可伤及皮下和（或）黏膜下组织，如肌肉、骨、关节及内脏。

二、皮肤的结构和功能是什么？

1. 皮肤的结构　由表皮、真皮、皮肤附件组成。

（1）表皮：由角质层、透明层、颗粒层、棘细胞层和基底细胞层（生发层）组成。

（2）真皮：由乳头层、深层组织组成。

（3）皮肤附件包括汗腺、皮脂腺、毛囊等皮肤的附属结构。

2. 皮肤的功能　皮肤具有保护、防御、呼吸功能及调节体温的作用。

三、皮肤的散热方式有哪些？

皮肤散热的方式主要有：辐射散热、蒸发散热及传导和对流作用。

四、皮肤组织的血液供应是从哪里来的？

现有的皮肤微循环方面的知识认为：皮肤的营养来自真皮和真皮下的微血管网。一些口径相对比较大、位于肌肉或筋膜组织内的血管发出垂直走行的穿支血管，为上述血管网提供大量的血液供应。肌肉或筋膜的血供则由一条或多条口径相对比较粗大的血管供应；在一些体表区域，皮肤的血供来自于较大的直接皮肤动脉，该动脉在皮下脂肪组织内走行。

五、皮下组织结构是怎样的？

皮下组织属于间叶组织，主要组成成分为脂肪细胞、血管和纤维间隔。此外，皮下组织内尚分布有神经、淋巴管、汗腺体及毛囊乳头部。分布于真皮和肌膜，上方与真皮、下方与肌膜紧密连接，形成所谓的脂肪层，占体重的18%。

六、皮下组织的功能是什么？

1. 保护功能　对外界物理刺激、化学刺激和微生物刺激有一定防御能力。

2. 感觉功能　通过皮肤感受器感受外界各种刺激，将信息传递给大脑。

3. 调节体温功能　通过调控汗液排出量调节体温。

4. 呼吸功能　皮肤通过汗孔、毛孔进行呼吸，直接从空气中吸收氧气，排出体内的二氧化碳。

5. 分泌和排泄功能　皮脂腺和汗腺分泌皮脂和汗液，可以形成皮脂膜保护和润泽皮肤，参与机体电解质代谢。

6. 吸收功能　因为皮下组织有汗腺体及毛囊乳头部等结构，所以能够选择性地吸收外界的营养物质，履行部分皮肤的功能，是皮肤对外用药物和化妆品产生作用的基础。

七、烧伤后皮肤有哪些病理生理改变？

热力对局部皮肤及组织造成的损害，表现为水肿和炎症，蛋白质凝固、脱水、炭化。损伤区域由受热中心向外分为三个带，中心部位为凝固区，中间为淤滞区，外周为充血区。凝固区组织完全坏死，为不可逆损伤；淤滞区血液循环淤滞，局部损伤为可逆性；充血区时组织细胞对损伤的炎症反应，表现为充血、水肿，该区毛细血管大量开放、扩张，炎症细胞向损伤中心趋化，并释放生长因子，进而调整创面的愈合过程。

八、烧伤的原因及种类有哪些?

烧伤的原因为热力、某些化学物质、电流及放射性物质导致皮肤或其他组织的损伤。

按烧伤不同的致伤因素,烧伤种类包括热力烧伤、化学烧伤（磷、碱、酸等）、电烧伤（电接触性烧伤、电弧烧伤）、放射性烧伤。

九、什么是化学烧伤?

常见的强酸如硫酸、盐酸、硝酸、氢氟酸、苯酚等;强碱如氢氧化钠、稀氨溶液、磷、生石灰等;糜烂性毒剂如芥子气等,都可致化学烧伤。

十、什么是放射性烧伤?

放射性烧伤是由放射线所致的烧伤,平时可见于放射治疗和诊断时计量过大或时间过长所致 β 射线和 X 射线的损伤,战时则见于原子弹或氢弹爆炸时 β 射线造成的放射线烧伤。

十一、放射性烧伤的临床症状有哪些?

放射性烧伤临床症状为皮肤局部出现红斑、瘙痒、疼痛、严重烧灼感、色素沉着,产生干性脱皮和脱毛,甚至皮肤出现水疱、大量渗出液,直至破溃。

十二、热力烧伤的特点有哪些?

火焰及炽热金属温度可达 100℃以上,燃烧过程中还有烘烤作用,使组织脱水,不仅烧焦皮肤形成硬焦痂,而且可深达皮下脂肪乃至肌肉、骨骼。热液烫伤由于温度在 100℃左右,若致伤时间相同,烫伤略浅于烧伤。由于烫伤属于湿热,坏死组织含水量较多,早期不会形成焦痂。

十三、什么是电烧伤?

电烧伤包括电火花及电弧烧伤和电接触烧伤。前者是电源和人体之间形成的电弧和电火花所引起的烧伤,其性质与热力烧伤相似;后者是指人体与电源直接接触,电流通过人体所造成的具有一定特点的严重烧伤。

十四、电烧伤的损伤机制是什么?

电弧烧伤为高压电放电产生 3000～4500℃的高温电弧,实际上也是一种热力烧伤。电接触烧伤是人体与电源接触时,电能转变成热能,造成体表及深层组织的损伤,更因机体导电而造成局部和远处的广泛烧伤,造成毁损性破坏,电源入口处损伤重于出口处,是破坏性最重的烧伤。

十五、电接触烧伤的创面有哪些特点?

1. 中心是黑色炭化区。
2. 中间呈灰白色或黄白色凝固坏死区。
3. 外周为潮红色,24～36 小时后潮红带进行性加宽,深部水肿加重。
4. 皮肤烧伤面积不大,但是深部组织损伤严重,损伤范围大于肉眼所见。
5. 肌肉组织夹心性坏死、骨干周围袖套状坏死。

十六、放射性烧伤有哪些特点?

短时间照射计量过大,除照射局部损伤外,还引起全身性急性放射病,危害性极大,如果照射计量不太大,但时间长,可致照射部位慢性放射性损伤。皮损有一定的潜伏期,发展缓慢而后果严重,从红斑→水疱→溃疡,逐渐加深,甚至深达骨骼。

十七、Ⅰ度烧伤的创面有哪些特点?

Ⅰ度烧伤又称红斑性烧伤,伤及表皮浅层,生发层健在。局部皮肤发红,微肿,烧灼样疼痛,无水疱。3～5 天痊愈、脱细屑、不留瘢痕、可有色素沉着。

十八、浅Ⅱ度烧伤的创面有哪些特点?

浅Ⅱ度烧伤又称水疱性烧伤,伤及部分生发层或真皮乳头层。创面红、肿、剧痛,可见大水疱,水疱内含黄色液体,去除水疱腐皮后,可见创面潮红、脉络状或颗粒状扩张充血的毛细血管网,伤后1～2天更明显。无感染1～2周愈合。拔毛实验阳性。愈合后短期内可见痕迹或色素沉着,但不留瘢痕。

十九、深Ⅱ度烧伤的创面有哪些特点?

深Ⅱ度烧伤:伤及乳头层以下的真皮深层,但汗腺、毛囊、皮脂腺等部分残留。创面肿胀,感觉迟钝,有小水疱,创面基底呈红白相间,可见细密的网状皮内栓塞血管网。拔毛实验阳性。如无感染,一般需要3～4周愈合,有瘢痕。

二十、Ⅲ度烧伤的创面有哪些特点?

Ⅲ度烧伤又称焦痂性烧伤,伤及皮肤全层,深达皮下组织、脂肪、肌肉、骨骼。创面肿胀,呈皮革样,失去弹性,苍白或炭化,干燥无水疱,无疼痛感,可见栓塞粗大的树枝状血管网。3～5周焦痂分离出现肉芽组织,植皮愈合。

二十一、烧伤的严重程度有哪些?

烧伤的严重程度决定烧伤的面积、深度、部位、年龄、伤前疾病、伤因、是否伴有合并损伤和中毒等因素,其中特别重要的是烧伤面积和深度(尤其是深度)。

烧伤常分为四类:

1. 轻度烧伤　总面积在10%以下的Ⅱ度烧伤。

2. 中度烧伤　总面积在11%～30%或Ⅲ度烧伤面积在10%以下。

3. 重度烧伤　总面积在31%～50%或Ⅲ度烧伤面积在11%～20%。总面积、Ⅲ度烧伤面积虽未到达上述范围,但已有休克发生,有复合伤或有中度以上的吸入性损伤等情况发生者,均属重度烧伤。

4. 特重度烧伤　总面积在50%以上或Ⅲ度烧伤面积在20%以上。

二十二、怎样计算烧伤面积?

烧伤面积是指人体皮肤被烧伤的部位占全身体表面积的多少。目前我国推行较多的方法为新九分法和手掌法。

1. 新九分法　是将人体从头到脚的体表面积分为若干个9%,作为烧伤面积的百分数。计算方法:成人头面颈部为9%;双上肢为18%(两个9%),躯干(含会阴)为27%(3个9%);双下肢(含臀部)为46%(5×9%+1%),共为11×9%+1%=100%(表1-1)。

表1-1　中国新九分法

部位		面积(%)	计算法(%)
头颈部	头部	6	9(1个9)
	颈部	3	
双上肢	上臂	2×3.5	18(2个9)
	前臂	2×3	
	手部	2×2.5	
躯干	躯干前面	13	27(3个9)
	躯干后面	13	
	会阴	1	
双下肢(包括臀部)	臀部	2×2.5(女性2×3)	46(5个9+1)
	大腿	2×10.5	
	小腿	2×6.5	
	足部	2×3.5(女性2×3)	
合计		100	100(11个9+1)

2. 手掌法 以自己手掌大小为标准，此种方法是按照体表实测结果，人手的面积占体表面积的 2.5%，掌侧面积为 2.5%的一半，即 1.25%，手指并拢，单掌面积约为体表面积的 1%。此种方法可用来辅助新九分法的不足。对大面积烧伤，可以用此法计算出未被烧伤的健康皮肤，从而间接地估计出烧伤面积。

二十三、计算烧伤面积的注意事项是什么?

1. 估计烧伤面积时，除总面积外，应将 I 度、浅 II 度、深 II 度、III 度烧伤面积分别计算，以便于治疗时参考。

2. 使用整数记录，小数点后面的数字四舍五入。

3. 计算大面积烧伤时，先估计健康皮肤的面积，然后在总体表面积中减去健康皮肤的面积即可。

4. 呼吸道烧伤另行注明，不计算面积。

二十四、什么是儿童烧伤面积计算的九分法?

儿童因头部面积相对较大，双下肢相对较小，随年龄而变，以 12 岁作为年龄分界线，在计算面积时，相应加减年龄因素。头面部为[9+（12–年龄）]%，双下肢为[46–（12–年龄）]%。

二十五、烧伤回吸收的机制是什么?

1. 组织灌流改善，受轻度损伤的血管内皮细胞恢复正常。

2. 组织间隙不断水肿，组织间压力也不断上升，当与毛细血管静水压相等时，渗出逐渐减少。

3. 组织间隙水肿液的回吸收主要是经过淋巴系统的引流。

二十六、多高的温度可致热力烧伤?

热力的温度达到 47℃，人体皮肤就有痛的感觉，超过 55℃皮肤组织则已经损伤。火焰致伤的温度为 200～600℃。

二十七、热挤压伤有哪些特点?

热挤压伤是热力伤和挤压伤的复合伤，常伴有肌腱、神经、血管、骨和关节的损伤。热挤压伤对组织损伤的程度与受伤时的温度、压力和作用时间有关，如果温度较高、压力大、作用时间较长，则可致皮肤全层，甚至深部组织的损伤，残障率高，常常被截指、截肢。相反，则仅致皮肤浅层损伤。热挤压伤的常见部位依次为手部、前臂、上臂、下肢等暴露部位，以手部热挤压伤最多见。手部热挤压伤因其面积小，在热力和机械的双重作用下，局部损伤重，多伴有骨、关节损伤。疼痛剧烈、局部肿胀明显，可伴有进行性的血液循环障碍、血管栓塞和组织坏死，多需截肢。

二十八、烧伤临床分期及特点是什么?

烧伤是一种全身性疾病，虽然各个烧伤患者临床表现各不一样，但烧伤的临床过程有一定的规律性。烧伤的临床过程一般划分为急性液体渗出期、感染期、康复期。

1. 急性液体渗出期 即休克期，烧伤后体液渗出立即开始，2～3 小时最快，8 小时达高峰，48 小时基本停止。此期以体液渗出、组织水肿、低血容量性休克为主要特征。

2. 感染期 一般在伤后 6 小时后到创面愈合，都存在着感染的可能，贯穿于整个创面修复的过程，以脓毒血症发生率高、代谢障碍和内脏并发症的发生率高为特征。

3. 康复期 深度创面愈合后，可形成瘢痕，严重者影响外观和功能，需要锻炼、工疗、体疗和整形以期恢复；深 II 度和 III 度烧伤创面愈合后，由于大部分汗腺被毁，机体散热调节体温能力下降，常有瘙痒或疼痛、反复出现水疱，甚至破溃，发生感染，形成残余创面，需要 2～3 年来调整适应过程。

二十九、深度判断的注意事项是什么?

1. 在伤后 48 小时须重新判断一次烧伤深度。

2. 人体不同部位的皮肤厚薄不同,导致对薄皮部位烧伤深度往往估计不足,而对厚皮部位估计偏深。

3. 小儿、老人皮肤较薄,烧伤创面可能表现为一些浅度烧伤特征,但实际为Ⅲ度烧伤。

4. 烧伤原因不同,临床表现也不完全一致。

5. 在热力强度与接触时间两个因素中,接触热力时间对烧伤深度有直接影响。

第二章　烧伤的急救及护理

一、烧伤急救原则是什么？

烧伤急救要求迅速、果断，尽快使患者脱离致伤源，转移到安全地带，立即进行抢救，并及时做好急救护理和转送的准备工作。

1. 急救原则　迅速排除致伤因素，脱离致伤源，将患者安置到安全的地方。

2. 有危及生命的合并伤，如大出血、窒息、开放性气胸、急性中毒及骨折等应进行相应的救治处理。

3. 尽快建立静脉通道，给予补液抗休克，避免过多的饮水，可少量多次口服淡盐水或烧伤饮料。

4. 保护创面，现场应以清洁敷料或干净被单进行简单的包裹，以防再次污染和损伤创面，创面禁涂甲紫、红汞等染料药物，以免影响对创面深度的判断。

二、烫伤后如何家庭急救？

家庭烫伤的常见原因有稀饭、沸汤、沸水等泼溅或跌入。

1. 尽快脱去热液浸渍的衣服，防止接触时间延长加深创面。脱衣服时注意先脱外衣，后脱内衣，内衣与受伤部位紧贴时应用剪刀剪开后脱去。

2. 就地寻找冷水源，可用自来水、井水、矿泉水等冲洗。

三、烧伤后为什么要立即用冷水冲洗？

烧伤后立即用冷水冲洗，目的是降温且加速创面部位热的散发，防止创面加深，减轻受伤的程度，为以后的治疗创造条件。还可以减轻疼痛，冷水可阻断表皮神经传导，使之不发生疼痛感觉。

四、烧伤后疼痛能吃止痛药吗？

烧伤后能吃止痛药，但要尽量减少镇静止痛药的使用，因为量小止痛效果差，量大使患者昏睡而易掩盖病情变化。一般轻者口服止痛片，较重者可肌内注射盐酸哌替啶 $1\sim2mg/kg$，大面积烧伤患者可将盐酸哌替啶稀释后经静脉缓慢注入。不宜短时间内重复用药，伴有颅脑外伤或呼吸困难者忌用，老人及一岁以内婴儿忌用。

五、烧伤后患者口渴能喝水吗？

烧伤后患者出现口渴，大量饮水反而会加重胃肠道负担，引起急性胃扩张或发生水中毒。可口服淡盐水或烧伤饮料，烧伤饮料配制方法：在 100ml 凉开水中加 0.1g 食盐、0.15g 小苏打（碳酸氢钠）、5mg 苯巴比妥、适量糖。原则上口服补液应少量多次，酌情增减，不可任意满足患者口渴的要求。烧伤较重者主要通过静脉补充血容量，缓解口渴。

六、哪些患者需要送烧伤专科医院？

一般烧伤患者尽可能在当地医院治疗，严重烧伤患者当地无条件救治时，可转送到烧伤专科医院，但要根据烧伤的严重程度、患者机体状况、转送距离和运输工具而定。如果患者没有休克表现，又能在伤后 4 小时以内到达，可以立即输液转院，否则就需要在当地医院补液抗休克治疗，待伤后 24～48 小时休克纠正，病情稳定后再转院治疗。

七、转运患者前的注意事项有哪些？

1. 首先要建立静脉通道，保证按计划输液，减少发生休克的可能性。

2. 保持呼吸道通畅，伴有吸入性损伤者，轻度需保持头部抬高位，中度需气管插管，重度则需行气管切开，避免转送途中发生窒息。

3. 留置导尿，定时观察尿量，保持每小时尿量 50～80ml。

4. 创面简单包扎，以防途中污染。

5. 伴有复合伤的患者，必先经过处理。

6. 整理好医疗文件，以利收容医院了解病情及治疗经过。

八、烧伤患者转送医院途中需要注意什么？

烧伤患者转送医院途中注意：

1. 选择合适的交通工具，如用飞机转送患者，起飞和降落时，使头部保持低平位，如汽车长途转送，车速不宜太快，力求平稳，减少颠簸。

2. 不需要补液的较轻患者，可少量多次口服含盐饮料或烧伤饮料。严重烧伤患者途中输液时，护理人员应注意输液导管接头的妥善固定，以防滑脱，密切观察尿量以调节输液速度。

3. 途中应防寒、防暑、防压、防尘、防震，寒冷季节适当加盖棉被。

4. 严密观察病情变化，详细记录生命体征、尿量、输液量及用药剂量、时间等。同时根据病情变化对症处理。

5. 到达终点后护送者应向接收单位的医生、护士介绍病情及处理经过，并送交各项治疗护理记录单。

九、电烧伤后如何现场急救？

迅速切断电源，用不导电的物体（干木棒、竹竿等）打断电线，使患者迅速离开电源，切不可用手直接拉患者或电器，以免急救者触电。对有神志不清及心跳、呼吸骤停的患者，迅速进行胸外心脏按压，直到心跳、呼吸恢复，并积极组织转送。

十、化学烧伤后如何急救？

化学烧伤的急救原则是迅速去除化学物质和抗休克，重点是现场立即以大量清水冲洗创面，再以药物中和。

1. 立即脱掉被浸湿的衣服。

2. 迅速用大量清水长时间冲洗（0.5～1 小时），以稀释和除去创面上存留的化学物质。面部烧伤尤其重视眼部，应优先冲洗，还要注意耳、鼻、口的冲洗，禁用手或手帕揉擦五官。

3. 对生石灰烧伤者，要先用干布将生石灰擦去，再用水冲洗，以免生石灰遇水生热，加重烧伤深度。

4. 磷烧伤要用多层湿布覆盖，对四肢可用水浸泡，使磷与空气隔绝，以防燃烧。忌用油质敷料包扎，因磷易溶于油质，经创面吸收中毒。可用 1%硫酸铜溶液冲洗，使形成不溶于水的黑色磷化铜。

十一、放射性烧伤的急救原则是什么？

1. 尽快脱离放射源，消除放射性沾染，避免再次受到照射。进行各种放疗时，一旦患者出现热、疼痛、麻木感，立即停止放疗。

2. 保护损伤部位，防止外伤及各种物理、化学刺激，及时给予必要保护性包扎。

3. 及时转送患者到烧伤专科医院救治。

十二、如何预防烧伤？

1. 房间内加装烟雾警报器。最好安装自动喷水灭火系统。

2. 房间内不要乱扔烟头。使用大而深且无插孔的烟灰缸、吸烟后离开房间前仔细检查以确定烟头已熄灭，提高安全意识。

3. 安排好发生火灾事故时的紧急出逃路线，贴于房内明显处，并有意识地演练。

4. 照顾好儿童、幼儿。严禁儿童使用火柴、打火机、煤气灶、微波炉等；儿童不要进入厨房工作区；茶壶、热水瓶等应放置在儿童接触不到的地方；用澡盆、浴缸给孩子洗澡时，应先放冷水、后加热水，一定要做到调好水温后再让小儿接近。

5. 加强安全用电宣传，不要乱拉电线，使用电器不要超过电路负荷。

6. 注意厨房用火、烹调安全。厨房内最好常年准备一个小型手提灭火器，以备不测。

7. 及时拨打 119 火警电话。

8. 不穿或少穿化纤纺织品。

9. 尽快脱离热源。

10. 在家里常备烧伤特效药膏。

十三、如何预防小儿烧伤？

1. 严禁儿童使用火柴、打火机、煤气灶、微波炉等。

2. 儿童不要进入厨房工作区。

3. 茶壶、热水瓶等应放置在儿童接触不到的地方。

4. 用澡盆、浴缸给孩子洗澡时，应先放冷水、后加热水，一定要做到调好水温后再让小儿接近。

5. 防止儿童玩弄电器、电线、插头、插座等。

十四、室内起火该如何自救？

如果室内起火，切忌高声呼叫，高层建筑内发生火灾时，千万不能乘坐电梯逃生，而应走备用安全楼梯通道。如果室内、走廊内烟雾弥漫而必须穿过烟雾逃生时，应用湿布掩护口鼻，及时趴下，以双手、双膝着地向前爬行，保持头部距地面 30～60cm，这里空气相对比较清洁，以免吸入大量烟雾而中毒、窒息。

十五、衣服着火该如何自救？

衣服着火千万不能用手扑打，更不能奔跑呼叫，应该立即停住脚步，卧倒在地，双手捂着脸，然后连续滚动，以压灭火焰或用各种物体扑盖灭火，最有效的方法是用大量的水灭火。

十六、伤后能用白酒冲洗创面吗？

很多人认为白酒有消毒的作用，因而伤后会大量应用，如果创面皮肤未破溃，白酒中的酒精挥发时带走热量有一定的降温作用；如果皮肤破溃时应用则对创面无任何好处，不但会导致疼痛加重，还会加深创面，大面积使用还可能经创面吸收而引起酒精中毒。

十七、烫伤后可以用酱油、醋外涂吗？

如果大量的酱油或醋冲洗创面，会有一定的降温作用；如果仅仅是用二者局部外涂，则不但没有任何好处，相反会使创面着色，影响对创面深度的判断及进一步的治疗。而且这些食用品并不是无菌的，长期附着或应用会引起创面感染。

十八、复合伤的现场急救措施有哪些？

在烧伤时可能伴有其他的外伤，如爆炸伤、挤压伤或高处坠落等机械性损伤，因此现场救治烧伤的同时，需检查有无合并伤，特别应注意是否伴有颅脑损伤、内脏损伤、窒息、急性中毒等表现。在现场积极抢救的同时，应优先送至邻近医疗单位处理，合并大出血者，应立即加压包扎。肢体大出血时可使用止血带结扎止血，并记录结扎时间，伴有骨折者应简易固定，脊柱损伤则应先制动，搬运时要小心，勿让患者坐起，保持身体平移。

十九、如何预防电烧伤？

1. 对公共电器设施，应勤检查、早发现、早维修。在维修电源时，电源开关要有专人负责看管。

2. 对工作场所在高压电附近的单位，要制订和严格遵守安全操作制度。

3. 严格执行电业安全工作规程，定期对电业职工进行专业和安全教育培训。

4. 普及群众性安全用电教育和现场急救知识。

5. 加强学龄前儿童和中小学生安全用电教育，禁止在高压线附近放风筝、玩耍和攀登变压器等。

6. 不买、不用不合格的电器产品。家电和医疗电器设备一定要有可靠的接地线。

二十、瓦斯爆炸烧伤怎样进行现场急救？

根据瓦斯爆炸时产生的高热，产生大量有毒气体和大气压冲击伤，瓦斯爆炸烧伤的现场急救措施：首先是保护自己，尽量减轻损伤。当瓦斯爆炸发生后立即胸贴地面卧倒，利用物品遮盖暴露部位，瓦斯相对密度小，CO、CO_2 均在上层，卧倒可以减轻烧伤，尤其可以避免肺部爆震伤；掩住口鼻以免呼吸道烧伤和吸入有毒气体；若有衣服着火，就地滚动灭火。其次，立即脱离爆炸现场、预防中毒。瓦斯爆炸后的空气中往往留有一些有毒气体，迅速离开现场到通风地带，以免中毒。最后，正确判断处理伤情，及时转送医院。瓦斯爆炸时多有合并伤，特别是有外伤、骨折的肢体妥善固定；烧伤创面多数较浅，疼痛剧烈，根据烧伤面积及合并伤的情况，有秩序地转送到专科医院救治。

第三章　烧伤科病房的布置和人员配备

一、烧伤病房的环境要求是什么？

现代化的病房应具备良好的清洁、消毒条件，最好能有空气净化装置和层流净化装置，以减少发生医院内感染的危险。烧伤病房应设有双道门，并且不要在一条直线上，以免外界无关人员直接看到里面的工作而影响工作人员的精力，并保护患者的隐私。烧伤病房是隔离病房，不允许探视者进入，可以安装闭路电视系统，方便病情稳定的患者与探视者谈话。

二、如何设置烧伤病房？

烧伤病房应有单独为烧伤患者和工作人员设置的病房、手术室、换药室、办公室、污物清洗室，因为烧伤病房是一个感染性病房，如与其他科室合用很可能引起全院性医源感染。

三、烧伤病房设置的原则是什么？

1. 通行便利，附近要有电梯或宽敞的通道，以方便患者的转运。
2. 靠近普通急诊和烧伤急诊、手术室、输血科、检验科等，以利于患者急救、紧急手术、输血和检验。
3. 周围环境相对安静，以保证患者的治疗和休息。
4. 环境清洁，以减少对烧伤患者的污染风险。
5. 烧伤病房的空间要相对足够大，以方便治疗和减少患者之间的互相干扰，也方便操作。
6. 有良好的通风条件，以保证病房可以定期通风与消毒。

四、如何设置烧伤重症监护病区？

为避免交叉感染，每个病室通常情况下设置病床 1 张，床位占有面积不应小于 $20m^2$，设专人护理。一个病房收治一位患者，如遇特殊情况，一个病房可同时收治两个同时期烧伤患者。室内设置卫生间，以便患者的生活护理。病区设置单独中心医护站、无菌治疗室、一般治疗室、更衣室、储藏室、处置室等。分设探视、污物处置通道及医护人员、患者通道。除普通病区必须具备的物资外，室内还应有温度计及挂钟。

五、重症监护病房环境要求是什么？

因重症烧伤患者烧伤后机体保护屏障受到破坏，对病室环境要求相当严格。要求病室应有一个良好的、洁净的、相对无菌的环境，除装有控温设备外，还应有空气净化装置，有条件的医院可设置层流室，其温度控在冬季 30～32℃，夏季在 28～30℃。门窗应能紧闭并安置纱窗、纱门，每个房间有两扇以上的窗户以便通风。严格划分无菌区、清洁区、污染区。

六、烧伤科护士应具备什么职业素质要求？

职业素质是从事一定职业的人们在特定的工作或劳动中的行为素养，是一般社会道德在职业生活中的特殊表现。为患者提供全方位的、整体的护理，促使其尽快达到身心康复是当代护士服务的目标。护士必须具备良好的专业素质、道德素质及心理素质才能全方位地为患者提供连续性的、不间断的整体护理。

七、烧伤科护士应具备什么专业素质要求？

护士的专业素质是通过专业的培训和自身的文化素质底蕴及所学知识和长期护理工作经验所造就的自身对专业的理解而产生的自身素养。对护士的专业素质要求：

1. 要有娴熟敏捷的专业技能。
2. 要有扎实的专业知识。

3. 要有较强的综合判断能力。

八、烧伤科护士应具备什么道德素质要求？

有良好的道德素质修养是作为一名护士的前提条件，也是作为一名好护士的基础。其道德素质如下。

1. "以患者为中心"的服务理念。

2. "坚忍不拔"的工作作风。

3. "爱岗敬业"的工作态度。

九、烧伤科护士应具备什么心理素质要求？

在医学模式由传统的生物医学模式向生理-心理-社会模式转变的今天，作为医疗事业不可缺少的一部分——护理工作，就必然从根本上向我们提出了更高的要求，而心理素质就是我们护士必须具备的基本素质修养。

1. "慎独"精神。

2. "饱满"的工作热情。

3. "处变不惊"的应变能力。

4. "稳定"的工作情绪。

5. 忍耐力。

第四章　烧伤病房的消毒隔离

一、烧伤病房的消毒隔离制度是什么？

1. 患者在清创后进入病室，烧伤总面积超过 30%的患者进入单独隔离监护室，特大烧伤面积患者最好有两间单独病房轮换使用。

2. 工作人员进入病室前需换工作服、戴口罩、帽子，必要时穿隔离衣，并限制人员出入。

3. 接触创面要戴消毒手套，翻身、换药、接触患者前后要洗手。

4. 患者使用的医疗物品经清洁处理后固定使用，便器单人单用。

5. 每天 2 次用 1000mg/L 的含氯消毒液湿扫地面，定时开窗通风；每天早晚 3 次紫外线照射病室，每次 30~60 分钟。

6. 定期进行空气消毒及清洗通风排气装置进出口、风道和活板。

二、烧伤病房的换药制度是什么？

1. 严格执行无菌操作技术。

2. 两个患者不可在同一病室、同一时间内换药。

3. 先换清洁创面再换感染创面。

4. 去除外敷料时，动作轻柔，禁忌用力撕拉，避免移动和损坏移植皮片。内外敷料分别放置污敷料桶内，不随地乱扔，换药后集中处理。

5. 换药前清洗双手，戴帽子、口罩，戴无菌手套并铺巾。

6. 护理换药后，及时做好室内卫生、通风、紫外线照射。

7. 一套换药用品仅供一位患者使用。

三、烧伤病室空气消毒灭菌制度是什么？

1. 紫外线　紫外线消毒法是辐射灭菌法，可以杀灭各种微生物，包括细菌繁殖体、芽胞、分枝杆菌、病毒、真菌、立克次体和衣原体。烧伤病室每日照射 3 次，每次 30~60 分钟。

2. 空气净化机　是利用机内噪声离心式风机使室内空气通过静电滤膜循环过滤，将室内空气中的飘尘、悬浮微生物、烟雾、尼古丁等集中于过滤器中，从而使室内形成洁净的空气环境；同时，机内的负离子发生器还产生高浓度的空气负离子，随着净化的空气吹出。一般 20m² 的病室，可在室内放 1 台空气净化机，高度为 175cm。

3. 生物净化法　生物净化法灭菌是以压缩空气通过<0.5μm 孔隙的高效过滤器把微生物排除隔离在外，再以垂直或水平式的定向气流，使病室内空气或本单位局部空气达到超净化。层流洁净病室一般分外套间、外室、无菌间 3 个部分。进入外套间即需进行双手的消毒，然后到外室取出室内消毒口罩、帽子戴好，穿好消毒隔离衣、袜套，最后戴手套，进入无菌室接触患者，进行护理。

四、烧伤病室终末消毒灭菌制度是什么？

患者出院、死亡、转科后，应将病房一切用物及空气进行消毒灭菌，使病房环境和物品达到规定的灭菌标准。

1. 病房空气消毒灭菌法　①70~100W 的石英紫外线灯照射 30 分钟，有效距离 2m，消毒后通风换气。②40%的甲醛 2ml/m³ 熏蒸 6~8 小时，熏蒸时紧闭病房门窗。③空气净化机开机消毒 1~2 小时。

2. 病室地面、墙壁、门窗、推车、病床、桌椅等用 1000mg/L 的含氯消毒液擦洗，再用清水擦净。

3. 棉絮、毛毯、床垫、枕芯等用 0.5%过氧乙酸喷雾消毒后置日光下暴晒，或用 40%的甲醛溶液熏蒸 6 小时以上。蒸时物品要悬挂，散开。

4. 医护人员进行尸体料理后，在接触其他患者前，应刷洗双手，洗澡，换工作服、口罩、帽子。

五、紫外线杀菌的原理是什么？

1. 使蛋白质光解变性，菌体蛋白中环芳香族氨基酸能吸收紫外线。连接氨基酸的肽键也具有吸收紫外线的能力。紫外线照射后，细菌蛋白质的结构发生改变，致菌体死亡。

2. 对核酸的作用，核酸是细菌生长的必需物质，细菌体内核糖核酸能强烈吸收 2600Å 波长的紫外线，从而引起核酸分子结构的变化，造成蛋白质的变化和菌体死亡。

3. 对酶的作用，紫外线照射能使细菌体内一些氧化酶活性降低、氧化能力消失而致菌体死亡。

4. 电离产生臭氧，紫外线通过空气，能使空气中的氧电离而产生具有极强杀菌作用的臭氧。

六、紫外线消毒的注意事项有哪些？

1. 紫外线透过空气的能力较强，但其穿透固体及液体的能力弱，不能穿过玻璃、尘埃和纸张等固体物质。因此在使用过程中，应保持紫外线灯表面的清洁，一般每周用 75% 的乙醇纱布擦拭 1 次，发现灯管表面有灰尘、油污时应随时擦拭。

2. 用紫外线消毒空气时，紫外线灯悬吊的高度离地面 2.5m 左右，室内应保持清洁、干燥，减少尘埃和水雾，紫外线消毒的适宜温度范围是 20～40℃，相对湿度为 40%～60%，紫外线强度不得 <70μW/cm^2，若温度 <20℃或 >40℃、相对湿度 >60%，应适当延长照射时间。

3. 在紫外线照射下工作时，必须戴防护眼镜和防护衣，住有烧伤患者的病室，照射 3 次/天，每次 30～60 分钟，注意保护患者眼睛，如果患者去手术室手术时，房间照射消毒可延长到 1 小时。

4. 定时进行紫外线强度与照射剂量的测定，一般每照射 60 小时用指示卡监测 1 次，每半年用强度仪监测 1 次。

七、紫外线消毒效果怎么监测？

1. 化学监测法　用化学指示卡进行监测。强度测定：将强度指示卡置于紫外线灯管垂直下 1m 中央处，卡片上有图案的一面朝向灯管，开灯照射 1 分钟，图案正中涂层由白色变为红色，与周围相应色块相比，看其颜色与哪一强度的指示色块相同，即可读知该管的参考照射强度。

2. 物理监测法　用中心波长为 254nm 紫外线辐射计测定后，在开启紫外线灯 5 分钟后，将辐射计探头置于紫外线灯下垂直距离 1m 的中央处，待仪表稳定后，所示数据即为紫外线灯管的辐照强度值。结果判定：普通 30W 直管型紫外线灯，新灯辐照强度 ≥90μW/cm^2 为合格，使用中紫外线辐照强度 ≥70μW/cm^2 为合格，30W 高强度紫外线的辐照强度 >200μW/cm^2 为合格。

第五章 烧伤的治疗及护理

一、什么是烧伤休克期？

烧伤患者伤后 48 小时内甚至于 2 小时内，由于毛细血管的通透性增加，导致大量的血浆样液体自毛细血管渗出至组织间隙及创面，导致细胞外液和细胞内液的变化，最后造成有效血容量锐减，这一过程称为体液渗出期（休克期）。

二、烧伤休克期重点观察什么？

烧伤休克期应该根据监护条件，做好以下临床监护：

1. **神志** 清晰、合作，无烦躁不安。
2. **脉搏** 严重烧伤后脉搏达 100～120 次/分，搏动有力，触摸清晰，示末梢循环良好。
3. **尿量** 尿量减少，考虑是否补液量不足，若加速补液后尿量仍不增加，表示肾脏因素，可用利尿剂。
4. **体温** 小儿头面部烧伤或中、大面积烧伤，可能发生高热，有时伴有昏迷、抽搐。
5. **呼吸** 应通畅无困难，深而不急，口唇黏膜无发绀。
6. 消化道症状。
7. 末梢血运。

三、休克期如何护理？

1. 患者入院后立即建立静脉通道，大面积烧伤者一般应建立两个通道以保证补液计划进行。密切观察与记录各项治疗及临床表现，包括神志、口渴程度、脉搏、呼吸、血压、尿量等。
2. 按补液计划，迅速输入液体，观察休克纠正情况。
3. 保持各管道通畅及呼吸道通畅。
4. 做好心理护理，集中治疗操作，注意保暖。
5. 保护创面，防止交叉感染。

四、烧伤休克的特点是什么？

1. 烧伤休克主要为低血容量性休克。
2. 烧伤面积越大、深度越深，休克发生越早、越严重，持续时间越长。
3. 由明显的电解质紊乱与血浆渗透压改变。

五、烧伤休克期有哪些病理生理变化？

1. 微血管通透性增加。
2. 血容量减少。
3. 微循环淤血。
4. 弥散性血管内凝血。
5. 心排血量下降。
6. 水电解质酸碱平衡失调。
7. 氧自由基与休克发生中的通透性增加、肺的病理发展过程、心力衰竭的发展等均有关系。

六、烧伤后休克发生的本质是什么？

烧伤后休克发生的本质是机体受高温损伤后引起急性、广泛性微血管通透性增加，微循环血液灌注不足，造成全身组织及重要器官缺血缺氧和代谢性酸中毒，从而导致一系列病理生理变化。

七、严重休克为什么无尿？

严重休克患者可发生微循环功能的障碍，引起组织灌流极度不足，此时肾血流量因之明显减少以致肾缺血，肾素增多，引起肾血管进一步收缩，肾小球滤过更为减少甚至停止，造成少尿或无尿。与此同时，休克引起的肾实质损伤，亦造成少尿或无尿的加重。

八、烧伤补液指标是什么？

临床多按公式计算，但要考虑伤情、年龄、体质。补液不足、液体输入少、速度太慢或补液过多均会影响休克复苏。

1. **尿量**　成人每小时 30～50ml 或以上，小儿每千克体重不低于 1ml。
2. **脉搏**　成人每分钟 120 次以下，儿童 140 次以下。
3. **神志**　清楚，患者安静合作。
4. **末梢循环**　良好，指端温暖、无发绀。
5. **血压**　收缩压在 90mmHg[①]以上，脉压大于 30mmHg，足背动脉可触及。
6. 血生化各项检查数值接近正常。

九、口服补液的注意事项有哪些？

1. 应口服含盐液体。
2. 宜少量多次服。
3. 已发生休克者应静脉补液。
4. 服入计划根据病情酌定。

十、烧伤补液时注意什么？

在严重烧伤治疗中，补液在治疗早期是抗休克的重要措施，在体液渗出期后则是补充营养和输入药物的重要途径，因此补液应遵循以下原则：

1. 根据患者的实际情况选择补液途径。
2. 严格查对补液种类，药液是否过期、混浊等，了解药物的基本药理知识。
3. 根据烧伤面积、体重计算总补液量，并合理分配晶体溶液、胶体溶液、水分的摄入量。静脉补液应遵循先快后慢、先晶后胶、晶胶搭配、先盐后糖、见尿补钾的原则。
4. 调节补液速度，根据尿量的多少调整输液滴数。
5. 注意输入液体的温度，尤其寒冷季节或体温过低的患者，需大量补液时，输入溶液应稍作加温护理。
6. 补液时应注意药物的酸碱性。酸性药物和碱性药物不能紧接着输入，期间应以中性生理盐水冲洗输液器。

十一、哪些患者不需要补液？

对于机体状况良好，进食无困难，成人烧伤面积在 20%以下，小儿烧伤面积在 10%以下的浅度烧伤，无感染情况下一般不需要静脉输液，只要口服一些含盐饮料或含电解质的烧伤饮料即可。

十二、什么是胶体溶液、晶体溶液？

胶体溶液是一些分子量较大，并带有一定数量负电荷，在血管内停留时间较长，增加胶体渗透压，以维持血浆容量的一种溶液。烧伤补液常用的胶体溶液有全血、血浆、白蛋白、羟乙基淀粉氯化钠注射液。

晶体溶液是分子量较小，起到补充细胞外液和扩容的作用，含有电解质的溶液。烧伤补液常用的晶体溶液有林格液、碳酸氢钠溶液、生理盐水。

---

① 1mmHg=0.133kPa

十三、烧伤补液量如何计算？

1. 烧伤后第 1 个 24 小时补液总量 ①成人：Ⅱ度和Ⅲ度烧伤面积（%）×体重（kg）×1.5（ml）+生理需要量（2000ml）。②儿童：Ⅱ度和Ⅲ度烧伤面积（%）×体重（kg）×1.8（ml）+生理需要量（60～80ml/kg）。③婴儿：Ⅱ度和Ⅲ度烧伤面积（%）×体重（kg）×2.0（ml）+生理需要量（100ml/kg）。

2. 烧伤后第 1 个 8 小时输入总量中的晶、胶体量的 1/2 及生理需要的 1/3，后两个 8 小时各输入晶、胶体量的 1/4 及生理需要量的 1/3。

3. 烧伤后第 2 个 24 小时所需补充的胶体液和晶体液为第 1 个 24 小时的半量，仍需给生理需要量。

十四、烧伤后液体为什么会渗出？

烧伤后液体渗出是因为微循环障碍，毛细血管通透性增高，使血管内血浆样液体很快渗入组织间隙或渗出创面，渗至组织间隙即为局部水肿，渗至创面的液体如表皮未破即形成水疱。

十五、烧伤后血管通透性为什么会增高？

烧伤后除热力的直接损伤，伤后释放出的众多血管活性物质也有重要作用。如前列腺素、组胺、缓激肽、氧自由基、肿瘤坏死因子、补体裂解物、纤维蛋白裂解产物等，可直接损伤内皮细胞，或间接增加血管内的静水压，使蛋白丧失，血管内胶体渗透压降低，最终血浆样液体渗出到组织间隙和创面表面。

十六、烧伤产生休克的原因有哪些？

1. 低血容量性休克 多因烧伤后大量血浆样液体外渗，有效循环血量不足，组织灌注不良，致使缺氧、组织器官功能障碍。

2. 失血性休克 多由于烧伤后消化道发生应激性溃疡（尤以胃、十二指肠）出血或因电烧伤后引起血管破裂出血。

3. 感染性休克 多因伤后感染造成脓毒症或败血症，坏死组织、肌肉未及时清除，致使细菌繁殖、静脉感染、机体抵抗力低下。

十七、烧伤发生休克后如何纠正酸中毒？

由于急性循环血量不足导致组织器官的微循环灌注不良，出现体内酸碱平衡失调，使组织缺氧，体内酸性代谢产物积滞发生代谢性酸中毒；或因呼吸减弱，体内二氧化碳积聚产生呼吸性酸中毒。及时纠正酸中毒可提高心肌收缩力，改善微循环，防止弥散性血管内凝血。常用以下碱性药物：

1. 4%碳酸氢钠 125～250ml，静脉滴注，它可直接供应 HCO_3^- 和 Na^+，临床上要根据血中二氧化碳结合力及 pH 的情况选择用量。

2. 11.2%乳酸钠 60～100ml，静脉滴注，肝脏缺血时，乳酸钠的作用不如碳酸氢钠，因需在肝内有氧条件下发挥缓冲作用。

十八、烧伤发生休克是如何补充血容量的？

常用全血、血浆、中分子（或低分子）右旋糖酐。

1. 中分子右旋糖 能提高血浆胶体渗透压，维持血压，可代替血浆的扩容性。

2. 低分子右旋糖酐 改善微循环，能使静脉血回流量及心输出量增加，并有抗血栓及渗透性利尿作用，但扩容作用时间较短。

3. 小分子右旋糖酐 注入体内 10 分钟即可改善微循环，防止血栓形成。

十九、烧伤后面积大小与水肿的关系是什么？

烧伤后体液立即渗出，2～3 小时即达高峰，很快发生水肿。烧伤水肿可造成低血容量、低蛋白血症，使组织氧分压下降，组织压力增高，小面积烧伤，因为血容量和血压均能维持，不需要过多补液，其肿胀程度于伤后 6 小时左右达到高峰，且局限于烧伤部位；而大面积烧伤体液丧失所致的低血容量，将阻碍水肿形成，其肿胀程度，主要取决于以后补充的液体量，水肿可出现在烧伤邻近部位的组织内，甚至全身包括内脏等组织。

二十、烧伤后水肿多久消退？

烧伤后体液丧失高峰期，血浆蛋白可低于正常的 50%。富含蛋白的细胞水肿液，因含凝血蛋白而形成胶胨，阻塞局部淋巴管，延缓水肿液的重吸收。水肿液使细胞和毛细血管间距离增宽，影响氧的释放，使组织氧分压下降，特别影响烧伤区周围存活组织细胞氧的供应。水肿液的重吸收，主要取决于淋巴管的通畅和毛细血管的通透性恢复，需数天至数周；深度烧伤的水肿消退要慢于浅度烧伤。

二十一、为什么未烧伤的部位会发生水肿？

未烧伤的部位发生水肿其原因与未烧伤部位血管通透性的改变，低蛋白血症引起血浆胶体渗透压下降，组织间质内的蛋白含量降低，维持较恒定的血浆和间质胶体渗透压的梯度三者共同作用有关。

二十二、烧伤后发生休克会有怎样的后果？

烧伤后未及时进行液体复苏可使患者机体发生水、电解质平衡紊乱和酸碱平衡紊乱，以及免疫功能减退，易并发严重感染，特别是回收期的侵袭性感染。休克和感染均在一定程度上加重对细胞的损害，可致一个或多个脏器功能不全或衰弱，死亡率极高。

二十三、如何避免或减少引起烧伤休克的因素？

1. 保持伤员安静，给予补液及镇静剂。

2. 在休克未得到控制前暂不清创，如需清创，动作要轻，减轻疼痛刺激，以免加重休克，不宜刷洗创面。

3. 保护创面，及时移除可能导致和加深中毒的一些因素。

二十四、烧伤后肢体为什么要抬高？

烧伤后由于微循环发生改变，引起毛细血管扩张充血、血流淤滞、血管壁通透性升高，严重者微动脉、微静脉和毛细血管内广泛地形成血栓，造成烧伤部位的肿胀、疼痛，肢体表现更为明显。通过肢体抬高（高度与心脏水平或高于心脏），加强静脉回流，对改善局部的微循环、减轻水肿、缓解疼痛都起到了一定作用；同时，局部循环改善，可促进创面愈合，缩短治疗时间。

二十五、烧伤后为什么要输入血浆？

烧伤后由于血管通透性增加，创面的大量渗出主要是血浆成分，血浆是补液中最理想的胶体溶液之一，血浆蛋白对完整的毛细血管壁具有相对不通透性，能维持血管内有效循环血量。正常血浆成分中还含有大量的抗体、免疫因子，可以提高患者的免疫力及应激代偿能力。但目前也存在血源性传染病，如肝炎、艾滋病等问题。血浆分为新鲜血浆和冻干血浆，如有条件，应以新鲜血浆输入效果更好。

二十六、使用血浆代用品时应注意什么？

血浆代用品具有胶体渗透压，在血管内停留时间较长，使用右旋糖酐和 706 代血浆时要注意一次不能用量过大，24 小时内不能超过 200ml，以免影响凝血功能。琥珀酰明胶（血定安）输入后可维持胶体渗透压，保护患者肾功能，降低血液黏稠度，改善供氧，大量输入后不会引起出血倾向，但可以影响血浆蛋白浓度，应引起重视。

二十七、补充晶体溶液要注意什么？

1. 碳酸氢钠　一般应用浓度为 4%～5%，具有纠正代谢性酸中毒和碱化尿液的作用。休克期应慎用。主要用于深度烧伤或电烧伤后伴有血红蛋白尿或肌红蛋白尿的患者,以达到碱化尿液、防止血红蛋白或肌红蛋白沉积于肾小管、预防肾衰竭的目的。

2. 生理盐水　其钠的浓度与血浆钠浓度相近,但氯的浓度大大高于血浆氯的浓度,大量输入可以引起高氯性酸中毒,故临床上不主张其单独大量输入。一般当林格液供给有困难时,可用其2份加入1份1.25%碳酸氢钠配制为平衡盐溶液。

二十八、烧伤早期为什么不宜补充过多的葡萄糖?

烧伤早期,由于糖皮质激素、胰高血糖素及肾上腺素分泌增多,使糖原异生及分解作用增强,同时胰岛素分泌受到抑制,导致血糖增高,机体利用糖的能力下降。如果补充过多葡萄糖,会使血糖进一步升高,导致高血糖症;组织间隙中水肿液的糖分也会增加,从而增加感染的机会。因此烧伤不宜补充过多葡萄糖,特别是高浓度的葡萄糖,以5%葡萄糖溶液作为水分补充为宜。

二十九、烧伤后输入白蛋白有什么好处?

烧伤渗出中有白蛋白的丢失,输入人体白蛋白起到针对丢失而补充的作用,其升高血浆蛋白和增强胶体渗透压的作用优于血浆,以浓度较高的稀释倍数快速补给,会有短暂的升高血压的作用,但其与血浆一样,也会加重伤后早期水肿和延长肿胀时间,其影响甚至大于血浆。

三十、烧伤后输入全血有哪些好处?

烧伤后低血容量休克主要是血浆成分的丢失,深度烧伤在血浆丢失之外,还会有血液有形成分的丢失,其中红细胞主要以烧毁、凝固和溶血的形式丢失。由于烧伤后血液浓缩,红细胞破坏虽属损失,但却可缓和血液浓缩。为此,烧伤早期复苏补液公式均未把红细胞作为变量因素进行考虑,输用血浆既扩充血容量又进一步缓解血液浓缩。

三十一、烧伤后外周循环障碍的表现有哪些?

烧伤后外周循环障碍表现为肢体远端发凉,毛细血管充盈时间延长,足背动脉搏动细弱,组织灌注不良,但肢体深度环形烧伤时,指端温度降低还可能是焦痂束扎引起,需要及时进行焦痂切开。

三十二、什么是液体冲击疗法?

液体冲击疗法就是在1小时内,补给电解质溶液和胶体溶液1000ml以上。目的是在短时间内快速补给,可以补充欠缺,并尚有多余,以便引出尿液。这时需要监护心功能变化,防止心力衰竭。

三十三、什么情况下可选用利尿剂?

尿量减少是肾功能损害的常见早期临床症状,但是需要注意的是烧伤早期最常见的原因是血液灌流不足,而并非肾功能损害,因此烧伤早期的尿量减少,一般经输液补充血容量后,多纠正,不必应用利尿剂。但下列情况者,为防止和减少肾功能损害,可选用利尿剂:

1. 大面积烧伤或Ⅲ度烧伤面积超过30%,特别是有血红蛋白尿者。

2. 严重电烧伤,组织损害重,肌红蛋白分解较多者。

3. 某些有损害肝、肾功能可能的化学烧伤如磷、苯烧伤等。

4. 伴有严重吸入性损害或颅脑损伤者。

5. 输液过量,有脑或肺水肿的迹象者。

6. 老年患者或伴心、肾病患者。

7. 经适当输液后,尿量仍偏少,有发生急性肾功能不全趋势者。

三十四、使用利尿剂者如何护理?

1. 注意观察　在输注利尿剂时应注意观察患者出入量的情况,用药过程中应注意电解质的监测,密切观察各项生命体征的变化。

2. 甘露醇用药的注意事项　用药时应选择粗大的血管快速滴入,滴入过慢达不到利尿的效果,滴入过快可导致脑细胞脱水等症状,应控制在每分钟10ml。在使用甘露醇时应查看有无结晶,有结晶时应用热水溶解后再使用。应注意该药物的不良反应，如患者出现喷嚏、流涕、呼吸困难等症状时，立即停药，给予抗休克治疗。在药品配置上应注意不能和血液制品及无机盐类药物合用。

3. 呋塞米用药的注意事项　护士应掌握好本药品的禁忌证，痛风、糖尿病、肝硬化及排尿困难、洋地黄中毒者不能使用，长期使用可能会导致患者出现耳毒性的副作用，如听力下降、耳鸣等，对于长期使用者护士应注意这方面的观察。护士在用药的过程中应注意药物的相互作用，此利尿剂作用强大，与高血压药物合用时，降压效果增强，能增强筒箭毒碱的肌肉松弛作用，如与苯妥英钠合用会降低利尿效果。

三十五、烧伤休克期为什么要维持呼吸功能？

烧伤后特别是伴吸入性损伤者，早期呼吸功能多有抑制，加重低灌流所致的缺氧性损害，部分严重病例，更将并发急性呼吸功能衰竭，因此维护呼吸功能是防治烧伤休克的重要措施之一。

三十六、烧伤休克期为什么要维持心功能？

烧伤早期常有心肌缺血缺氧性损害，加以伤后释放出多种心肌抑制因子，抑制心脏功能，因此维持心功能是成功治疗烧伤休克的重要措施，特别是对于某些早期延误治疗的难治性休克，心功能可呈严重不足，更需要治疗心源性休克。

三十七、严重烧伤后泌尿系统有哪些改变？

严重烧伤早期，临床上可见患者有少尿、尿液浓缩、血红蛋白尿等症状体征，经过补液等抗休克治疗，仍未得到改善，随着病情的进展出现无尿，继而发展为急性肾衰竭。

三十八、烧伤休克期常见并发症有哪些？

烧伤休克期由于创面大量血浆样液体外渗，有效循环血量减少，会引起机体组织细胞缺氧性损伤，导致各脏器功能紊乱。休克期常见的并发症有脑水肿、肺水肿、心力衰竭和消化道应激性溃疡。

1. 脑水肿　主要是由于脑组织细胞缺血缺氧、大量水分短时间摄入或烧伤合并颅脑损伤等，使得细胞膜上的钠泵失调，水分由细胞外进入细胞内，引起脑水肿。

2. 肺水肿　是烧伤休克期常见的并发症，可能与单位时间内补液量过大，或与合并吸入性损伤有关。

3. 心力衰竭　严重烧伤后易出现的并发症之一，多因休克纠正不及时、组织持续缺血缺氧最终导致心肌损害。还有部分患者是因为烧伤前有心脏疾病，烧伤后心功能障碍加重引起心力衰竭。

4. 应激性溃疡　烧伤后，机体处于应激状态，交感神经兴奋，儿茶酚胺分泌增加，导致胃黏膜缺血，代谢障碍，加之胃酸分泌和胃黏膜屏障功能受损，最终导致胃黏膜充血、水肿、糜烂、溃疡形成。胆汁反流或营养摄入不足均能加重应激性溃疡，严重者发生上消化道大出血。

三十九、烧伤休克防治过程中应注意什么？

1. 早期不可盲目大量补液，以免引起组织水肿严重，甚至发生脑水肿、肺水肿。

2. 密切监护各项临床观察指标。指标的变化直接反映休克纠正情况，应将变化及时报告医生。

3. 尽快纠正已发生的休克，以免遗留严重的缺血、缺氧性组织损害，休克后并发感染及脏器功能衰竭等问题。

4. 不要单纯依靠补液防治烧伤休克。补液是防治烧伤休克的有效措施，但不是唯一措施，当补液不能纠正时，应积极查找原因，采取其他对症有效的措施。

四十、烧伤休克期冬眠药物的应用和注意事项是什么？

1. 滴注前必须补足血容量，可应用血浆在短期内输入，提高胶体渗透压，维持容量。

2. 仔细核对药量，正确配置药液。

3. 第一次应用冬眠合剂，开始时滴注宜慢，必须监测脉搏的强度或血压，若无不良反应，可加快滴速至60～100滴/分，使患者较快地进入冬眠状态，以减少冬眠药物的用量。

4. 患者对冬眠药物敏感性不一，每次用量应掌握在患者安静入眠、呼吸慢而深、对轻刺激无反应的状况下。在滴注冬眠药物的开始阶段，患者心率会逐渐平稳，呼吸变深、变慢。

5. 滴注冬眠药物时床边应准备口咽通气道、拉舌钳和压舌板或张口器，并密切观察患者呼吸频率和呼吸音，保持气道通畅。

6. 为避免发生直立性低血压，用药后应将患者置于平卧位，切忌翻身及搬运和转送，不能采用头高位或转床翻身。

7. 防止发生呕吐导致窒息或吸入性肺炎。饱食后受伤的患者应慎用，用药期间应禁食。对留置胃管患者应抽空胃管内胃液。

8. 严密观察生命体征和尿量。

9. 冬眠药物呈酸性，不宜与碱性药物接触。它对血管壁有刺激作用，可致静脉炎，一般可采用较大静脉或深静脉输入。

四十一、使用镇痛药物的护理是什么？

1. 加强健康教育 镇痛药物往往易产生依赖性，重视患者有关疼痛知识的教育，在为患者提供满意镇痛效果的同时，也要注意患者减少镇痛药物的依赖。

2. 注意不良反应 一般在治疗剂量时可能会出现眩晕、出汗、恶心、呕吐、困倦等，在患者用药后应嘱患者卧床休息，防止跌倒或意外的发生。用药剂量过大时常规在患者床头准备拮抗剂。

3. 注意镇痛药物的禁忌证 止痛类药物多对呼吸有抑制作用，应严格观察患者生命体征，尤其是患者的呼吸、血压、瞳孔、神志等变化。应注意呼唤患者查看精神情况，停药后注意药物的反跳作用。

4. 注意皮肤的护理 镇痛药物有促进患者睡眠的作用，对于重体重及危重患者应注意防止压疮的发生，应置患者在防压疮垫上，勤翻身，注意骨头突出处皮肤的完整性。在对患者翻身时动作要轻、稳，避免拖拉患者，防止腐皮的脱落，有效地保护创面。

5. 注意药物的管理 此类药物都属于毒麻药品，在管理上应注意毒麻药品管理规范，严格管理，及时填补，及时登记。

四十二、常见的利尿剂及注意事项是什么？

1. 溶质利尿剂 是渗透性利尿剂，能增加血浆渗透压，减少肾血管阻力，增加血流量。尤其适用于有血红蛋白尿、肌红蛋白尿及化学物质中毒的患者。常用的为 20%甘露醇。

（1）瓶中有结晶时应加热溶化后输注，输注前注意液体的温度（不能超过 38℃）及瓶口有无松动破裂。

（2）每次用药后，其溶质性利尿作用一般可维持 3 小时左右，在掌握补液量时，须考虑这一因素。

（3）用药后尿量增多，此时不能反映血容量的情况，输注后 3 小时内的尿量总和应超出输注的溶质利尿剂之量。

（4）用溶质利尿剂同时，应相应地增加水分补给。

（5）滴注的速度需快，应在 30 分钟内滴完。

2. 呋塞米 利尿作用强、时间短，烧伤休克期一般不用，只在溶质利尿剂无效的情况下使用。

四十三、休克期使用扩容药物的护理措施是什么？

1. 注意观察 在进行药物扩容期间应密切观察患者的血压和中心静脉压的变化，防止液体输入过多、过快，警惕肺水肿及其他并发症的发生。

2. 警惕扩容药物的不良反应 分子量较大，具有一定的抗原性，可能引起变态反应。大剂量的扩容药物可能引起水、电解质紊乱及肝、肾功能损害，应及时检查肝功能、肾功能、电解质。

3. 降低机体抵抗力 进血液后，为单核/巨噬细胞和颗粒细胞吞噬，使这些细胞的吞噬功能降低，即机体抵抗力下降。

4. 凝血障碍　在为患者扩容时血液会被稀释，使血液中的血小板和其他凝血因子浓度降低，影响凝血功能，故剂量要使用得当。

四十四、什么是感染期？

烧伤感染期一般自烧伤 6 小时后到创面愈合，都存在着感染的可能，贯穿于整个创面修复过程。烧伤时，因高温或化学物质的局部作用，创面可以是无菌的，但很快细菌就会通过周围正常皮肤或创面残留皮肤附件或其他途径接触，在创面上定植。

四十五、为什么烧伤患者容易感染？

1. 因为烧伤破坏了皮肤的结构，使机体失去了防御屏障，也失去了皮肤对机体的保护功能。

2. 烧伤早期创面细菌污染。

3. 烧伤后皮肤的病理改变如充血、水肿、坏死等，使创面成为细菌的良好生长环境。

4. 机体抵抗力下降。

5. 长期大量使用抗生素，破坏了正常菌群，易发生二重感染。

四十六、烧伤的常见细菌有哪些？

烧伤的常见细菌：金黄色葡萄球菌、大肠杆菌、铜绿假单胞菌、溶血性链球菌、铜绿假单胞菌、克雷伯菌、变形杆菌等革兰阴性杆菌、厌氧菌。

四十七、烧伤创面主要的感染来源于什么？

1. 创面污染。

2. 来自周围正常皮肤上的细菌及创面残存皮肤附件中的常驻细菌。

3. 静脉置管感染　静脉置管留置时间较长，使感染概率增加。

4. 严重烧伤后呼吸道为全身性感染的重要来源，特别是合并吸入性损伤、气管切开的患者。

四十八、烧伤感染对患者危害有哪些？

严重烧伤患者由于生理防御屏障的破坏，全身免疫功能的下降，广泛坏死组织的存在和外界、自身菌群的侵袭，增加了感染的易感性。感染的威胁自烧伤开始，并延续到创面愈合。感染居烧伤死亡原因的首位，感染也是另一主要死亡原因——多器官功能障碍综合征（MODS）最常见的"启动因素"，或者是说"MODS 是潜在的，未被控制的感染的一种表现"。

四十九、为什么皮肤受损时烧伤患者易感性增加？

1. 烧伤后皮肤的完整性受损，创面的坏死组织和含有大量蛋白质的渗出液成为细菌良好的培养基。

2. 残留在创面残存毛囊、皮脂腺、周围健康皮肤中的细菌的繁殖。

3. 深度烧伤区域周围血栓的形成，导致局部组织发生缺血和代谢障碍，使人体抗感染因子难以达到局部，这些因素使烧伤后感染发生率极高。

五十、什么是内源性感染？

内源性感染是来自患者呼吸道、消化道的细菌定植。危重烧伤患者抗细菌定植能力下降，使得原来不致病的肠道细菌和内毒素可突破黏膜屏障，经淋巴液、血液迁移至全身称肠源性感染。

五十一、什么是外源性感染？

外源性感染是指微生物来自医院的其他患者、工作人员、环境中未彻底消毒灭菌或污染的医疗器械、血液、血制品及生物制品等。

五十二、什么是非侵入性感染？

非侵入性感染指侵入的早期，细菌在烧伤创面的表面生长繁殖，创面下组织细菌定量多＜

$10^4CFU/g$，临床表现除有轻度或中度发热外，全身中毒症状不明显。

五十三、什么是侵入性感染?

当机体全身免疫功能严重抑制、细菌毒力增强时，细菌可由痂内向下侵袭，达痂下邻近的活组织，引起深部感染；局部每克侵袭组织的细菌量常>$10^4CFU/g$，此类感染称为侵入性感染，如烧伤创面脓毒症。

五十四、烧伤患者的侵入性操作有哪些?

危重患者由于经常要进行多次或多途径的侵入性操作如气管切开、长时间的留置导尿、动静脉插管、留置胃管及术后的各种引流管等。

五十五、烧伤感染的侵入途径有哪些?

烧伤感染侵入途径：创面感染、静脉感染、呼吸道感染、肠源性感染。

五十六、什么是菌血症?

菌血症指循环血液中存在活体细菌，其诊断依据主要为血培养阳性。

五十七、创面脓毒血症的临床表现是什么?

1. 体温>39℃或<35.5℃，连续3日以上。
2. 心率>120次/分。
3. 白细胞> $12.0×10^9/L$ 或<$4.0×10^9/L$。其中中性粒细胞>80%。
4. 呼吸频率>28次/分。
5. 精神抑郁、烦躁或谵妄。
6. 腹胀、腹泻或消化道出血。
7. 舌质绛红、毛刺，舌苔干而无津表现。

五十八、如何诊断创面脓毒症?

1. 痂下组织细菌临界量。
2. 创面活检呈阳性。
3. 机体全身脓毒症症状呈阳性。

五十九、如何评估烧伤创面情况?

1. 观察创面颜色，有无分泌物和异味。无感染的创面往往表现为色泽红润，分泌物少，无异味。感染创面则因感染的微生物不同，其表现不一样，如链球菌感染，表现为创周炎症明显，脓液稀薄，带血性。铜绿假单胞菌感染，分泌物为绿色，有腥臭味，创面或正常皮肤出现局灶或出血坏死。葡萄球菌感染，脓液黏稠，黄白色，有时有灶性组织坏死。大肠杆菌感染，脓液较稀薄，有粪臭味。厌氧菌感染，分泌物具有腐肉样恶臭，有时伴血性或皮下积气。

2. 检查创面焦痂是否提前溶解、脱落，如果创面出现干枯、黑暗或坏死斑，具迅速加深等改变时，警惕创面侵袭性感染的发生。

3. 出现下列情况时应警惕创面脓毒症：烧伤早期创面水肿消退很慢或迟迟不消退，或者正在消退的创面，水肿又加重；已经消退的创面水肿又起。创面创缘凹陷干涸。创面健康皮肤上有出血点或坏死斑；创面痂下组织中细菌计数量>$10^5CFU/g$，并向邻近正常组织或深部未烧伤组织侵袭。

六十、创面脓毒症处理创面的原则是什么?

1. 浅度烧伤创面主要是防治和减轻感染，保存残存的上皮组织，为再生上皮化提供一个适宜的修复环境，一般应用非手术方法。深度烧伤创面应尽早去除坏死组织，覆盖创面，使创面永久性闭合。深Ⅱ度烧伤创面采用削痂手术，Ⅲ度创面采用切痂手术。深度烧伤创面再修复过程中裸露的新生肉芽组织应适时覆盖。

2. 手、足、关节等功能部位深Ⅱ度烧伤，烧伤总面积<40%体表面积，自体皮源充足，早期削痂，立即移植大张中厚自体皮片。Ⅲ度烧伤创面，及时切痂，采用异体皮、自体皮片，或混合移植，覆盖创面。

六十一、肺部感染的病因是什么?

1. 污染空气溶胶吸入。

2. 口咽部分泌物及上消化道反流物误吸。

3. 吸入性损伤。

4. 经人工气道污染。

5. 烧伤创面感染直接扩散或远处感染病灶的血行传播。

6. 呼吸道烧伤破坏了呼吸道黏膜的完整性，气管切开直接带入病原菌。

六十二、烧伤后如何预防肺部感染?

肺部感染是烧伤患者常见的并发症，所以预防和护理是至关重要的。

1. 按时翻身叩背，鼓励患者有效咳嗽及排痰，尤其是严重烧伤、老人及小儿患者，更要加强背部护理。

2. 注意保暖，保持恒定室温（28℃），进行清创、暴露疗法时要避免受凉。

3. 保持呼吸道通畅，吸净呼吸道内分泌物，特别是气管切开或者神志不清的患者。同时加强雾化吸入，稀释痰液，避免痰液黏稠、结痂堵塞呼吸道。

4. 预防气管、支气管阻塞。呼吸道烧伤，特别是严重的呼吸道烧伤，由于气管、支气管黏膜被破坏，不仅失去了正常的排痰功能，而且坏死黏膜脱落容易引起呼吸道阻塞。此种情况多见于伤后3周内，护理时应注意观察患者呼吸情况及痰液的形状，如咳出黏膜或痰痂时要加强灌洗，发现异常及时处理。

5. 防止吸入性肺炎。进食时应将头部抬高。鼻饲前，一定要先测试胃管是否在胃内，以免引起误吸。

六十三、如何预防烧伤后静脉置管感染?

1. 能够进行静脉穿刺的应尽量避免切开或置管。

2. 能使用浅层静脉的应避免用深部静脉。

3. 静脉输液过程中注意局部的消毒与护理。

4. 静脉置管一般不宜超过7天，拔除导管时做导管尖端的细菌培养。

六十四、如何预防尿路感染?

1. 维持整个集尿装置的密闭，减少引流袋的更换。导尿过程中和留置期间要严格执行无菌操作，维持重力引流，防止逆流。

2. 缩短留置的时间，在病情的许可下，尽早地拔除导尿管，使患者自行解尿。

3. 应把留置导尿的尿道视为开放的伤口，给不同的患者操作时要洗手、戴手套，以消除接触传播。

六十五、烧伤真菌感染的临床表现有哪些?

烧伤创面感染局限在烧伤创面表面，也可向创面下组织侵袭至活组织，造成侵袭性烧伤创面真菌感染。焦痂、痂皮、坏死的同种异体皮或异种皮和内层纱布表面可见典型的"霉斑"，或者是出现黑色斑块或干酪样坏死。

六十六、烧伤真菌感染如何处理?

合理使用抗真菌药物，加强创面的换药，必要时可局部使用抗真菌药物。手术切除真菌感染创面，术后24~48小时换药，检查创面。对已控制的真菌感染，可植自体皮;对感染未控制者，再次对残留的坏死组织进行扩创。

六十七、真菌感染时创面脓毒症如何护理?

1. 保持环境干燥,相对湿度在 18%～28%,必要时可用去湿机。

2. 保持创面干燥,定时翻身,避免一侧长期受压。包扎的创面如有渗出或被污染时应及时更换。如创面有真菌斑,可用 2%碘酊涂擦创面。

3. 口腔内有真菌感染时,要加强口腔护理。

4. 痰培养有真菌感染者,可用两性霉素 B 作雾化吸入。

六十八、如何进行多重耐药菌医院感染的预防和控制?

1. 遵守无菌技术操作流程。

2. 加强医院环境卫生管理。

3. 加强抗菌药物合理使用管理。

4. 严格遵循手卫生规范。

5. 严格实施消毒隔离措施。

6. 医疗废物管理。

7. 培训宣教。

六十九、烧伤科医院感染的病原体有哪些特点?

1. 除致病性较强的细菌、病毒外,许多致病性较弱的甚至非致病性的微生物也可以是医院感染的病原体。

2. 医院感染的病原体多数是耐药谱广、繁殖能力和侵袭力很强的菌株。

七十、烧伤患者为什么容易自身感染?

1. 创面细菌主要来自患者本身,如皮肤表面、毛囊、汗腺、胃肠道、呼吸道、口鼻腔及肛门周围的细菌。

2. 烧伤患者抗感染能力减弱、免疫力降低、对微生物的易感性增加、创面大量的坏死组织及真皮层防御线严重受损、创面渗液等,这些有利于细菌的繁殖、生长与入侵,易被自身菌群所感染。

七十一、什么是创面脓毒症?

创面脓毒症是侵袭性感染的一种,是创面细菌达到一定量后向深部组织或其他正常组织侵入,引起深部血管栓塞、组织坏死、全身中毒等的症状。创面脓毒血症多由革兰阴性杆菌所致,呈弥漫性,是烧伤患者死亡的主要原因之一。脓毒血症的发生除与烧伤面积、烧伤深度、有无创面感染、休克期救治是否及时等因素有关,还与患者年龄、伤前健康状况等机体抵抗力有关。

七十二、烧伤创面侵袭性感染的病理诊断标准是什么?

1. 未烧伤组织中存在细菌并伴有炎性反应。

2. 焦痂和焦痂下有大量细菌繁殖。

3. 血管受累,发生细菌性血管炎或淋巴管炎。

七十三、感染性休克的临床表现是什么?

1. 休克早期 呈现寒战高热、血压正常或稍偏低、脉压小、面色苍白、皮肤湿冷,眼底检查可见动脉痉挛,唇指轻度发绀,神志清楚但烦躁不安,呼吸深而快、尿量减少。

2. 休克中期 主要为低血压和酸中毒、心率快、皮肤湿冷,可见花斑、浅表静脉萎缩,抽取的血液易凝固。

3. 休克晚期 可出现弥散性血管内凝血和多器官功能衰竭。

七十四、烧伤败血症细菌入血的途径有哪些?

烧伤败血症细菌入血的途径可来自创面、呼吸道、坏死肌肉、感染静脉、肠道及医源性感染,最主要的是烧伤创面。

七十五、烧伤后化脓性血栓性静脉炎的病因及临床表现是什么?

1. 烧伤后化脓性血栓性静脉炎的病因

(1)静脉内置管时间长。

(2)静脉内输入高价营养液。高价营养液易导致血管内皮细胞损伤,促进血栓形成。高营养中的高糖、氨基酸、脂肪乳剂等成分也分别适合某些微生物的生长,因此易发生化脓性静脉炎。

(3)经烧伤创面静脉留置导管。化脓性静脉炎的发生可能与插管时的导管污染和创面的逆行性感染等因素有关。经中心静脉置管比经外周静脉置管的危险性更高。

(4)反复的静脉穿刺及抽血。

2. 烧伤化脓性血栓性静脉炎的临床表现　浅静脉发生化脓性静脉炎时,常有局部的红、肿、疼痛,还可能沿静脉血管走向出现红肿,从近端静脉向远端推压时,静脉穿刺入口处可见有脓性分泌物溢出。深静脉发生化脓性血栓性静脉炎时,局部症状不明显,常在尸检中才被发现。患者可表现为高热或低温,心率、呼吸加快等全身炎症反应或脓毒血症表现。

七十六、如何预防化脓性血栓性静脉炎?

1. 静脉输液中能穿刺的尽量避免切开,尽可能避免通过创面。

2. 能利用浅静脉者不用深静脉或中心静脉。

3. 输液入口部位每日严格消毒和护理。

4. 严格限制置管时间在 72 小时以内,特别注意经创面置管者,如有输液不畅,局部的红、肿、疼痛,有脓性分泌物溢出及不明原因发热等情况出现,立即拔除导管,同时做导管末端微生物培养。

七十七、烧伤后深静脉血栓的病因是什么?

1. 管壁损伤　严重烧伤,包括中、小面积烧伤,如反复经静脉穿刺取血和深静脉插管,特别经股静脉行下腔静脉插管进行营养支持及长期输液、输血者,因组织损伤后易产生内源性和外源性的活性凝血酶启动内、外源性凝血系统。

2. 血液滞留　严重烧伤、休克时,由于大量的体液丢失,短期内血容量明显下降,烧伤后 1 小时全血黏度上升,血细胞比容上升,烧伤后 30 分钟,血小板呈高聚集状态,尤其长期卧床的老年患者更为显著。手术过程中的长时间仰卧、长期肢体制动或偏瘫引起腘窝部的静脉血滞留。烧伤治疗过程中,全麻、感染或其他增加下肢静脉容量和减少静脉血流的因素都可引起静脉滞留。

3. 血液高凝状态　严重烧伤后,由于组织损伤,血管内皮受损,大量红细胞破坏,启动外源和内源性凝血过程。

七十八、烧伤患者静脉留置针的注意事项有哪些?

1. 严格无菌操作技术,预防感染。

2. 为避免穿刺失败,不要急于送针,要拔出针心少许才送针,但不要拔出过多,以免穿刺送针时软管无支撑。注意待针心及软管全部送入血管再退针心。急性体液渗出期患者选择四肢大静脉可先行热敷 30 分钟左右再行穿刺。

3. 应妥善固定留置针,给患者翻身,尤其是睡翻身床翻身时,需要专人保护,防止针体脱出。

4. 用留置针输液选择的血管相对较粗,烧伤急性体液渗出期或术后输液,要注意控制输液速度,防止输液过快、发生肺水肿或液体输空,导致空气栓塞。小儿输液时更应防止引起心力衰竭。

5. 每日更换输液器及三通接头。通过创面输液者每日用氯己定液清洗穿刺部位及周围 2 次,再用烧伤油纱或无菌小纱布保护。局部为焦痂者,用 2%碘酊涂擦 2～3 次/天,针眼处用酒精棉球及无菌小纱布保护。留置针保留不超过 3 天。

6. 使用肝素帽者，每 8 小时用肝素液封管一次。使用可来福接头时，因该接头内有压力装置，能使血液不反流入针管内，在输液完毕拔针前，只需将调速开关全部放开，快速拔针即可。如输入液为高浓度葡萄糖液、脂肪乳剂、白蛋白等时应输入少量 0.9% 的氯化钠注射液后再用肝素液封管。

7. 再次输液时，如有堵塞，切勿用力挤压输液管，以免引起血栓性静脉炎和局部疼痛。特别是股静脉穿刺者，因其血栓大，可能造成严重后果。应先用备有稀释的肝素 5～10ml 的注射器抽出血凝块，畅通后再接通输液。

七十九、使用止血带的注意事项有哪些？

1. 扎止血带部位要准确，要扎在伤口的近心端，并应尽量靠近伤口，大腿宜绑在中部，上臂宜绑在上 1/3 处，以免损伤桡神经。前臂和小腿不适于扎止血带，因其为双管状骨，动脉走行于两骨之间，止血效果差。

2. 扎止血带的松紧要适当，以使出血停止为度，过紧会损伤皮肤、神经和血管，过松达不到止血目的，甚至使静脉出血加重。

3. 止血带下加衬垫，切忌用绳索或钢丝直接加压。

4. 止血带必须有醒目标记，注明上止血带时间。

5. 扎止血带时间：上肢 1～2 小时，下肢 2～3 小时，超过止血时间应每 0.5～1 小时松止血带 1～2 分钟，以暂时恢复血液循环，防止肢体坏死，再需要上止血带时，宜稍向近端移动。

6. 松止血带前应加强抗休克等治疗。

7. 若止血带近端肢体已坏死，在截肢完成前不得松开止血带。

八十、烧伤患者动脉抽血的注意事项有哪些？

1. 一般在患者安静状态下，选择桡动脉、肱动脉、足动脉或股动脉采集动脉血，烧伤患者一般经股动脉取血。应当注意的是患者活动和呼吸急促对测定结果均有直接影响。经留置的动脉导管取血前应先回抽出 2～3ml 血，再更换有肝素液的空针抽血 1～2ml 送检，然后将先回抽的血注入血管，并用肝素液（12.5U/ml）封管，防止管路阻塞。

2. 注射器不漏气或用不吸收二氧化碳或氧的材料制造的注射器，针头要拧得足够紧，并使空针管腔内壁和针头沾有无菌肝素抗凝剂。另准备橡皮泥或橡皮塞。

3. 一次穿刺成功后，让血液徐徐进入注射器内 1～2ml，严防引起气泡，将针取出，立即用橡皮泥封闭针尖或将针头上刺一橡皮塞，旋转注射器使血与抗凝剂混合后立即送检。

4. 因体温和血红蛋白对 pH、PCO_2、PO_2 都有不同程度的影响，应同时测患者体温，将体温和患者吸入氧流量（或上呼吸机患者的吸入氧浓度）标明在化验单上送检。

5. 及时取回检验结果，有异常时协助医生处理。

八十一、血栓形成的主要原因是什么？

血栓形成的原因：

1. 血流淤滞与血液浓缩。

2. 输入刺激性药物。

3. 输液导管刺激，致血管内膜损伤。

4. 异物，常见的是纤维蛋白在血管壁上的沉着。

八十二、烧伤患者饮食上应注意什么？

1. 对于严重烧伤的患者，饮食应由少量试餐开始，逐渐增加，避免发生急性胃扩张和腹泻。

2. 烧伤前胃内有残留食物的患者，暂不进食，伤后第 2～3 天，胃肠蠕动功能恢复后进食，开始每日 3～4 次，每次 40～80ml，以后逐渐增量。

3. 烧伤早期患者应以清淡、易消化饮食为宜，后期应多食高热量、高蛋白，易消化吸收的食物，增加蛋类、鱼类、肉类等食物的摄入。

八十三、烧伤后蛋白质、脂肪、糖类、无机盐及维生素的供给量为多少？

1. 蛋白质的供给可改善免疫功能，蛋白质含量应占总热能的 15%～20%。

2. 脂肪能提供热能，减少蛋白质的消耗，脂肪含量占总热能的 25%～30%。

3. 糖类能供给热能，含量占总热能的 50%～60%。

4. 烧伤患者对钠、钾的需要量比正常人要高。因此，在补充能量的基础上适当补充钠和钾（根据血、电解质报告决定补给量）。

5. 增加维生素的供给量，尤其是维生素 C 的供给量。

八十四、烧伤患者的营养需要？

烧伤患者的营养需要量，应根据患者的年龄、性别、身高、体重，烧伤面积，伤前的营养状态，以及患者有无合并伤和全身感染而定。在计算营养素的需要量时，应先估算供应总量，再考虑蛋白质、糖类、脂肪的比例，以及电解质、微量元素、维生素的量。

八十五、烧伤后营养支持的原则是什么？

营养供应途径以胃肠道为主，辅之以周围静脉营养，必要时可选择性应用中心静脉营养，患者休克期渡过平稳，胃肠情况较佳者，尽可能给予早期胃肠道营养，这可维护肠道黏膜质量，降低分解代谢，预防肠源性感染。

八十六、烧伤患者营养护理的意义？

烧伤患者机体处于高代谢状态，极易引起自身蛋白质大量消耗和分解，导致机体处于负氮平衡。烧伤后营养的目的不再被认为只是单纯的补充营养，或者当作一种饱腹的手段，而是作为重要的治疗措施之一。因为充分有效的营养能为机体提供创面修复所需要的热能和各种营养物质，并可阻止或减少自身蛋白质的分解，增强机体的免疫力和创面再生能力。

八十七、如何计算烧伤患者热卡需要量？

烧伤后患者代谢增高，热卡需要量也相应增加，正确评估热卡需要量，对烧伤护理有重要的意义。计算方法中较为简单的是公式法：

1. Curreri 公式　成人每天热卡（kJ）=104.6×体重（kg）+167.4×烧伤面积（%），此公式应用广泛，但其最大缺点是估计大面积烧伤患者的热卡需要量偏高。

2. 国内常用的烧伤营养公式　成人每天热卡（kJ）=4.184×体表面积（m²）+104.6×烧伤面积（%），其中体表面积（m²）=[身高（m）－0.6×1.5]。此公式比较符合中国国情，近几年临床应用较多。

八十八、什么是要素饮食？哪些烧伤患者使用？

所谓要素饮食，是一种经科学配方精心研制的食物，含有全部人体所需的且易于吸收的营养成分。具有以下四个特点：

1. 要素饮食是精心研制的液体状饮食。

2. 营养成分全面，含有人体所需的游离氨基酸、单糖、主要脂肪酸、维生素、无机盐类等成分。

3. 无须经过消化过程，可直接被肠道吸收，从而提高营养成分的摄入。

4. 要素饮食具有治疗的作用，可改善营养状况，促进伤口愈合，达到治疗的目的。要素饮食适用于大面积烧伤、烫伤及烧伤早期、营养不良、烧伤术后处于恢复期的患者。

八十九、要素饮食饮用中应注意什么？

要素饮食虽有很多优点，但如饮用不当，也会为患者带来负面影响，在饮用要素饮食过程中应注意：

1. 要素饮食应新鲜配制，如配好后无法立即饮用，应保持在4℃冰箱内，以保证饮食不变质。

2. 需要经胃十二指肠管注入要素饮食的患者，每次注入后需用温开水冲洗胃管，保持其清洁与通畅。

3. 应用要素饮食初期易出现恶心、呕吐、腹胀、腹痛或腹泻等胃肠道症状，需注意调整速度并保持一定温度，开始每分钟注入5～10ml，以后根据患者耐受情况，逐渐增加至每分钟35～45ml，温度保持在38～40℃。

4. 停用要素饮食要逐渐减量，从而减少胰岛素的分泌，避免心慌、出汗、脉速等低血糖症状发生。

5. 要素饮食有发生凝血障碍的可能，注意观察有无牙龈出血等现象，并定期检查大便潜血、出凝血时间、凝血酶原时间。

6. 采用要素饮食的患者，要注意口腔卫生。

九十、烧伤后哪些患者需要留置胃管？怎么护理？

留置胃管是保证烧伤患者摄入足够营养热量的有效途径，适用于以下情况：严重烧伤患者口服达不到所需营养标准时；头面部烧伤后开口困难者；吸入性损伤气管切开口服不方便的患者；极度消瘦、营养不良的患者。

九十一、留置胃管的护理措施是什么？

1. 胃管应妥善固定。头面部烧伤的患者，在胃管接触到面部创面时应以纱布衬垫，防止创面加深。

2. 保持胃管通畅并在胃内。在经胃管注入流食前，先抽吸有无胃液，确保胃管在胃内方可注入。

3. 保持胃管清洁。在注入流食的前、后均应注入10～20ml温开水，避免残留食物阻塞胃管或变质引起腹泻。

4. 注入胃内流食的量及温度要适宜。每次灌注量以400～500ml为宜，每日灌注4～7次，每次灌入的温度在35℃左右，持续灌入的液温与室温相同。灌入量开始宜少，适应后逐渐增加，以免发生消化不良。

5. 做好口腔护理。

6. 观察患者有无恶心、呕吐、腹胀、腹泻，如有则说明营养液量过多，过浓或胃肠道潴留。一旦出现上述症状，应及时减量或调整营养液成分，停止或减少脂肪和蛋白质的摄入，单纯给予碳水化合物，如米汤等。

7. 每天应给予适量的水分，以防止鼻饲综合征。同时应补充适量的钠盐和钾盐（可根据血钾和血钠的浓度），注意微量元素和维生素的补充。

8. 长期留置胃管者，应经常清洁鼻腔，勿使污垢堵住闭口，每天滴入液状石蜡1～2滴，防止胃管损伤鼻黏膜。一般7～10天更换一次胃管，自另一鼻腔插入，胃管纱带污染后随时更换，并用小纱布垫在两侧耳郭上，以保护耳软骨不受压。

9. 定期测定血电解质、血糖、血尿素氮、肌酐、肝功能，每周1～2次。每天测尿常规，注意尿糖、尿电解质的改变。

九十二、胃肠外营养的护理措施是什么？

1. 加强中心静脉导管口的保护，严格执行无菌操作，3～5天拔管、更换部位，最长不得超过7天。烧伤患者感染时，主张使用外周静脉。

2. 在配置胰岛素、氯化钾、高能合剂、维生素等营养液时，应在超净化工作台上严格按无菌操作加药，防止污染。

3. 一个单位的营养液应一次输注完毕，不宜中途调换其他液体或输血、血浆等，也不可和其他液体混合输注,但葡萄糖与氨基酸必须同时或混合输入体内,以促进人体吸收利用。

4. 静脉营养输入时滴数应慢,以增加机体的利用,一般放在夜间滴入,避免影响食欲和胃肠功能,以保证白天的口服营养摄入。

5. 当输液不畅、怀疑有化脓性栓塞性静脉炎时,应立即拔管。拔管时按无菌操作进行,插管接无菌针筒边吸边向外拔静脉插管,插管拔去后用无菌剪刀剪下插管在静脉内的头端,放入细菌培养管,作静脉插管的细菌培养。

6. 观察穿刺部位有无红肿、疼痛等症状,静脉点滴是否通畅。因高渗溶液对局部组织刺激性大,如穿刺部位有外渗,可引起局部组织的缺血坏死,一旦发现应立即拔出静脉针,重做穿刺。局部可行热敷或硫酸镁湿敷。

7. 较长时间持续应用静脉营养者,应逐日减少葡萄糖的摄入量,最后完全停用,可防止低血糖的发生。

8. 氨基酸溶液应与葡萄糖溶液同时或混合后输注,因氮源与能量同时供应,可使静脉营养发挥最佳效果。方法:①穿刺两根外周静脉,同时匀速输注。②两瓶溶液经"Y"形接管混合后输注。③两瓶溶液经"U"形连接法混合后输注。

9. 长期氨基酸输液的患者给予口服或静脉注射适量的碳酸氢钠,因输入过多的氨基酸可发生代谢性酸中毒,同时应经常测定血清 pH。

10. 脂肪乳剂的不良反应为凝血机制紊乱、肝功能受损、寒战、发热等,减慢输液速度可减轻不良反应。第一次输注时,开始 15～30 分钟内输注速度为 1ml/min,如无不良反应可增加至 80～100ml/h;成人剂量每天不超过 2.5g/kg。

11. 观察患者有无类似过敏反应的表现,观察生命体征尤其是体温的变化。

12. 监测血糖、尿糖、血电解质、肾功能、肝功能,以及时发现高血糖、尿糖、高渗性脱水等并发症。

第六章　吸入性损伤的治疗及护理

一、烧伤患者气管切开后如何预防肺部感染？

1. 准备专用的气管切开护理盘及吸引装置。

2. 气管吸引管要每吸一次，更换一次。

3. 气管切开衬垫的纱布，如有渗液浸湿或痰液污染，需及时更换，保持清洁干燥。系结套管的系带松紧要恰当。

4. 用棉签或棉球清洁外套管口，保持清洁。

5. 定期更换套管，检查气囊充气的情况，更换时严格执行无菌操作。

二、什么是吸入性损伤？

吸入性损伤是由于热力、烟雾或化学物质等吸入气道而造成鼻咽部、气管和支气管，甚至肺实质的热力和化学损伤，严重者可致全身化学中毒。

三、呼吸道烧伤的治疗原则是什么？

轻度呼吸道烧伤对气体交换无严重影响，故只需注意口鼻腔的清洁，及时清除分泌物。中、重度烧伤由于严重影响气体交换，以及并发肺部感染，其治疗重点在于：维持呼吸道通畅，保证良好的气体交换，促进呼吸道烧伤的愈合，预防感染及防止并发症。

四、吸入性损伤窒息可分哪几种情况？

1. 在燃烧的密闭环境中的无论有无烧伤或吸入性损伤均可因吸入低氧空气而窒息。

2. 吸入刺激性气体，引起喉痉挛，造成窒息。

3. 大量窒息性气体的吸入引起中毒甚至窒息。

五、上呼吸道损伤后有哪些病理改变？

鼻腔和口咽部黏膜的充血、水肿、水疱形成，或有糜烂、出血，严重者黏膜广泛坏死、喉部水肿。声带周围和上方组织可有水肿，严重者引起上呼吸道梗阻。

六、如何划分吸入性损伤严重程度？

1. 轻度吸入性损伤　指声门以上，包括鼻、咽和声门损伤，症状有黏膜充血、肿胀、口鼻渗液较多，吞咽困难。黏膜上皮变性、纤毛消失、杯状细胞黏液腺分泌亢进、腺管扩张。

2. 中度吸入性损伤　指气管隆凸水平以上，包括喉、气管的损伤，症状有黏膜呈多发性局限性坏死，溃疡形成。喘息、刺激性咳嗽，含碳粒的痰及脱落的气管黏膜、肺部听诊闻及哮鸣音和啰音。

3. 重度吸入性损伤　指包括支气管和肺泡部分损伤，症状是黏膜呈广泛凝固性坏死，脱落后可有假膜形成。出现肺水肿和肺不张，伤后立即或几小时内有严重的呼吸困难，不可逆转的缺氧，短期内死于窒息或呼吸衰竭。

七、中重度吸入性损伤病程分为哪几期？

轻度吸入性损伤患者，临床上无明显的分期。中重度吸入性损伤患者，在损伤至修复的过程中，根据病理生理和临床症状变化的特点，一般划分为四个阶段。

1. 初期　由于损伤类型和程度不同，持续时间不等，一般为 6 小时左右。临床症状较轻，可能出现含碳粒的痰和刺激性咳嗽，口鼻渗液多，呼吸增快；严重者可在短时间内发生急性呼吸困难。临床症状在初期虽然还不明显，但病理改变已经发生。

2. 急性变化期　初期过后，患者将进入急性变化期，一般在伤后 6~48 小时出现。主要表现为声门以下进行性肿胀，很快危及整个呼吸道；进行性小气道阻塞引起肺水肿和肺不张。如果间质性肺水肿进一步加重，可发展为肺泡水肿。

3. 坏死黏膜脱落与感染期　伤后 2～3 天，气道坏死黏膜开始脱落，一般持续 3 周左右。在此期间，气道的黏液分泌增多，脱落黏膜与分泌物如果不能及时清除，"袖口"状坏死黏膜和干稠的分泌物将堵塞支气管而引起肺不张，导致肺部感染。出现呼吸困难、呼吸频率加快、听诊肺部呼吸音减弱或消失。

4. 修复期　轻度损伤一般 4～7 天基本愈合，但中重度损伤可持续很长时间。虽然已到修复期，新生的呼吸上皮开始生长但尚无正常功能，黏液分泌增多，纤毛活动丧失，因此肺炎发生的可能性增多；并且肺泡仍有气肿，患者常有持续性咳嗽。在修复过程中，脆弱的肉芽组织易出血，患者可出现咯血症状。有些患者吸入性损伤虽已恢复，但肺功能长期异常（如气道阻力增加等）可能 2～3 年才能纠正。

八、吸入性损伤的病理生理改变是什么？

1. 早期缺氧　一氧化碳和血红蛋白结合形成碳氧血红蛋白，使血红蛋白失去携氧能力，同时碳氧血红蛋白的增加可使氧解离曲线左移，使氧难以解离而引起组织严重缺氧。

2. 通气功能障碍　吸入性损伤后气道阻力和非弹性阻力均发生改变。

3. 肺顺应性降低　单纯的吸入性损伤主要是引起肺组织的顺应性降低。吸入性损伤患者肺泡 Ⅱ 型细胞合成肺泡表面活性物质减少，肺泡表面张力降低，可形成梗阻性、散在的局灶性肺不张。

4. 气道阻力增加　吸入性损伤后气管、支气管上皮细胞纤毛运动消失，局部充血、水肿、分泌物集聚、溃疡等均可造成气道阻力增加；吸入刺激性和有毒性气体后刺激气道黏膜引起支气管痉挛，也可造成气道阻力的增加。

5. 非弹性阻力增加　非弹性阻力主要为胸廓的惰性和移动产生的摩擦力。头面颈部烧伤伴有吸入性损伤者由于头面颈部有焦痂创面和局部水肿造成压迫气管或使气管移位，管径变细，从而增加了非弹性阻力。

6. 换气功能障碍　吸入性损伤后一方面是肺血管阻力增加，肺组织血流减少，气体交换面积减少，无效腔量增加；另一方面是支气管痉挛、肺不张、肺萎陷等使肺弥散面积减少，从而导致气体交换不良，通气和血流比值明显异常。表现为血气分析中肺泡动脉氧分压差持续的升高。

7. 肺水肿　吸入性损伤后，由于肺血管通透性增加使肺血管内液体渗入肺间质和肺泡，发生肺间质和肺泡水肿。吸入性损伤伴有大面积烧伤时，全身的毛细血管通透性增加和血浆胶体渗透压降低，使肺水肿更加严重。

九、呼吸道烧伤的原因？

呼吸道烧伤的主要原因是高热。由于空气传导热的能力较低，干热空气或火焰吸入后温度很快降低，不大可能引起严重呼吸道烧伤，但若吸入湿热蒸汽，因其散热能力低，则将引起严重的下呼吸道损伤。然而火焰烧伤时不仅吸入热空气，且吸入大量未燃尽的烟雾、碳粒、有刺激性的化学物质等，可以损伤小支气管和肺泡，所以呼吸道烧伤往往是热力和化学物质的混合物损害。

十、吸入性损伤各期的临床特点是什么？

轻度的吸入性损伤临床常无明显的分期。严重的吸入性损伤按病理和病理生理变化分为四期，但各期相互重叠不能分开。

1. 初期　一般在伤后 0～6 小时。此期临床症状较轻表现为痰中带有黑灰色含碳粒，或有刺激性咳嗽，严重者可出现急性呼吸困难或呼吸窘迫。局部检查可见咽喉部水肿，甚至肺组织间隙含水量增加。因此，此期应积极治疗，不可轻视。

2. 急性期　又称为肺水肿期。一般在伤后 6～8 小时。此期以肺水肿和肺不张为主要特征。局部检查可见声门以上部位进行性肿胀，间质性肺水肿进一步加重，甚至有肺泡的水肿。主要表现为呼吸困难、分泌物增加，甚至出现血性泡沫痰，可闻及肺部的湿啰音和哮鸣音。

3. 坏死黏膜脱落与感染期 一般在伤后 2～3 周。此期以气道内坏死黏膜脱落和肺部感染为特征。由于气道内的干稠分泌物和脱落的坏死黏膜会堵塞支气管，可出现间歇性呼吸困难，严重者引起肺不张和肺部感染，肺部感染不及时治疗可导致急性呼吸衰竭。此期肺部听诊可闻及湿啰音和哮鸣音，以及呼吸音减弱或消失。

4. 修复期 一般在伤后 4～21 天。鼻咽部黏膜的修复一般在 4～7 天，气管和支气管轻度损伤一般在 1 周内修复，小片状薄层黏膜坏死一般在 2 周内修复，大片状黏膜坏死、管状黏膜的脱落、溃疡一般需 3 周左右。气道的坏死黏膜脱落后新生上皮未形成前，创面的肉芽组织脆弱、纤毛活动低，易出血和并发肺炎。严重的吸入性损伤患者肺功能也会有异常需要 2～3 年才能恢复正常。

十一、怎么判断有无吸入性损伤？

呼吸道烧伤确切地说应称为吸入性损伤，根据受伤史及临床症状，有下列情况考虑有呼吸道烧伤的可能：

1. 发生在密闭或不通风环境的火焰或蒸汽烧伤，特别是爆炸伤。

2. 头面部、前胸部深度烧伤，尤其是口鼻腔邻近部位深度烧伤。

3. 鼻毛烧焦或口腔、咽部黏膜烧伤。

4. 早期出现咳嗽、声嘶、呼吸困难及哮鸣音等。

十二、怎么护理吸入性损伤患者？

轻度呼吸道烧伤只需注意口鼻腔的清洁，及时清除分泌物即可。中、重度烧伤由于严重影响气体交换及并发肺部感染，治疗中注意维持呼吸道通畅，保证良好的气体交换，促进呼吸道烧伤的愈合，预防感染及防止并发症。常见护理措施有：

1. 严密观察呼吸情况，防止窒息 保持鼻腔、口腔清洁，清除脱落黏膜，防止口腔溃烂及感染。

2. 持续氧气吸入 一般用鼻管或面罩给氧，每分钟氧流量 5L，吸入氧浓度 40% 左右。

3. 气管切开术后的护理 严格无菌操作，正确的气管内吸引，保持呼吸道湿润。

4. 支气管痉挛时给予氨茶碱、氢化可的松或地塞米松等药物减轻痉挛。

5. 鼓励咳嗽及深呼吸，帮助翻身 保持患者的咳嗽能力、鼓励或刺激咳嗽和做深呼吸是治疗呼吸道烧伤的重要措施。无力咳嗽者可结合体位引流，用手拍打背部，使周围肺泡内痰液聚集至大气管内，便于咳嗽清除或吸出。

6. 正确掌握补液量，防止肺水肿 伤后 48 小时内要特别注意，如发现患者有粉红色泡沫痰，两肺闻及干湿啰音及哮鸣音，并有呼吸困难及缺氧表现，则表示发生肺水肿，及时对症处理。

7. 补充血容量，改善肺循环，维护心功能。

十三、气管切开术的适应证？

1. 各种原因引起的喉梗阻，过敏性水肿，如严重头面部和颈部烧伤，吸入性损伤，某些头颈、颌面部、口腔等部位的手术影响呼吸者。

2. 各种原因引起的昏迷者。

3. 需较长时间使用呼吸机辅助呼吸者。

十四、气管切开术后的护理是什么？

1. 必须严格执行无菌操作。

2. 气管套管要固定牢固，应经常调节固定带的松紧，一般以固定带与皮肤之间能够伸进 1 指为宜，套管太松容易脱出，太紧影响血液循环。

3. 正确有效吸痰，选择合适的吸痰管，吸痰管的负压吸力不宜过大，过大易损伤呼吸道黏膜。操作时动作应轻柔，如有分泌物黏稠，可用无菌注射器注 5～10ml 生理盐水冲洗气道，然后立即吸出。

4. 保持呼吸道湿润，用湿纱布 2～3 层覆盖气管口，并保持纱布湿润，定时行雾化吸入。

5. 准备专用的气管切开护理盘、吸引装置及吸氧装置，气管切开护理盘每 24 小时更换 1 次。

6. 气管切开垫很容易潮湿，要及时更换，保持局部干燥。

7. 根据颈部的水肿情况随时调节套管固定带的松紧，以免气管套管滑脱。

8. 保持气管套管管口的清洁，及时用无菌棉签或无菌棉球擦拭。

十五、气道灌洗的注意事项有哪些？

伤后 3～14 天为坏死黏膜脱落阶段，此时应给予气管内冲洗，使分泌物稀薄，脱落坏死内膜松动以便清除。其他如痰多干结者、大量炭末颗粒不易咳出者均可行气管内灌洗吸引。灌洗时应注意：

1. 灌洗时要与体位和捶背相结合，先作体位引流，再拍打胸部，促进气管内坏死黏膜松动，便于吸出。

2. 灌洗操作时必须两人合作，一人用注射器（应除去针头，避免针头落入气管内）直接向气管内注入冲洗液 5～10ml。另一人准备好吸引管，当灌洗完毕患者呛咳时即按气管内方法进行吸引，数分钟后重复一次，根据病情及患者的耐受程度而定，可重复 3～4 次，冲洗次数不宜太频繁。

3. 每次灌洗时必须密切观察病情，操作要谨慎、迅速。操作前后可给予短暂的高浓度吸氧。

4. 严格无菌操作。

十六、气管切开套管气囊使用中应注意什么？

气囊充气可避免切口漏气，防止管子周围的漏气及外界空气吸入，气囊使用中应注意：

1. 应用前，必须检查气囊有否漏气或局限性鼓气。

2. 气囊充气时，可用 10ml 注射器抽吸 3～6ml 空气，接上通向气囊的皮管，缓慢推注，使气囊均匀鼓泡，直至指示小囊膨胀后再夹管。正确记录充气的量及时间。

3. 为了避免气囊长期压迫气管壁，应每 4～6 小时排气一次，待 3～5 分钟后再充气。

十七、如何预防吸入性损伤？

吸入性损伤预后差，因此预防其发生或减轻其损害程度极为重要。尤其在可能发生火灾的环境中工作时，建议带面部防护罩或口罩；烧伤后应就地卧倒滚动灭火，不可奔跑，大声呼喊；爆炸燃烧时，应立即俯卧于隐蔽物的后面，或背朝爆炸中心，用物品（毛巾等）遮盖口鼻。通过以上这些前期措施，可预防呼吸道烧伤或明显减低呼吸道烧伤的程度。

第七章 烧伤后常见并发症的治疗及护理

一、烧伤后消化系统有何并发症？

烧伤合并消化系统并发症有应激性溃疡、肠系膜上动脉综合征、急性胃扩张、腹腔间隙综合征等。

二、何谓应激性溃疡？

应激性溃疡是指以胃黏膜糜烂和急性溃疡为特征，引起急性上消化道出血的黏膜病变，可见严重烧伤、创伤、脑血管意外、颅内病变、败血症、肺气肿等。

三、烧伤合并应激性溃疡的临床表现是什么？

最常见的是胃肠出血、呕血、黑便，部分出现大出血，造成血细胞比容降低或休克，患者出现无法解释的腹胀，疼痛不常见；发生溃疡穿孔者也仅有 1/3 的病例出现疼痛，部分患者无症状表现。而且大多数患者在烧伤后前 3 周内有症状，其中约 60% 是在烧伤后 8 天以内出现。

四、应激性溃疡的临床特点是什么？

1. 与烧伤程度有关 烧伤面积越大，Ⅲ度越广泛，并发症发生率越高。

2. 发病时间 最早在伤后 6 小时，绝大多数患者在伤后 30 天内发病。

3. 发病机制 胃肠道缺血损害及胃肠道黏膜防御机制的破坏。

4. 诱发因素 烧伤后休克期度过不稳定，并发急性肾衰竭、呼吸衰竭、心力衰竭等。

5. 病理形态变化 由胃肠黏膜血管痉挛到充血、水肿或点状出血，最后黏膜表面坏死、糜烂、溃疡。

五、如何预防应激性溃疡？

应激性溃疡有效的预防方法是以加强黏膜保护机制为核心的措施。

1. 早期进食是预防的有效措施，因为食物可以稀释中和胃酸。中度昏迷或不能进食患者可以鼻饲。食物以牛奶、稀饭等流质食物为主。

2. 应用制酸药 应用最多的是 H_2 受体阻滞药，如西咪替丁、法莫替丁等。H_2 受体阻滞药可阻断胃内壁细胞膜上组胺 H_2 受体，抑制腺苷酸环化酶的活性，此类药物能显著提高胃腔或胃黏膜的 pH，达到预防和治疗溃疡的目的。

六、应激性溃疡的护理措施是什么？

1. 应激性溃疡基本护理 患者应尽量安置在监护病房或重病室内，保持病室安静和床单位的整洁。绝对卧床休息，做好基础护理。

2. 循环监护 建立 1～2 条静脉通道，保持给药的途径通畅，抽血进行血型鉴定和交叉配血试验，通知血库备血。加强生命体征的观察，正确记录呕血，大便的色、量、质和出血的时间，并保留标本做检验，监测血红蛋白数值，严密观察出血症状，如患者有面色苍白、出冷汗、烦躁不安、脉细数、血压下降等休克症状时，应迅速给予平卧吸氧，根据医嘱 30 分钟或 1 小时测血压、脉搏一次，并做好记录。

3. 防治进一步出血 出血严重时应禁食，以后根据病情逐渐给予流质、半流质饮食。留置胃管患者应保持胃管清洁通畅，每天更换胃管固定胶布，如有污染及时更换。开放胃管引流时，经常倾倒血性引流液，避免恶性刺激。应激性溃疡合并出血时，除了遵医嘱使用组胺 H_2 受体阻滞剂和胃酸分泌抑制剂外，还可用冰盐水加去甲肾上腺素或凝血酶每 4～6 小时胃管注入。在使用凝血酶等止血剂前，先在胃管内注入少量冰盐水清洗至引流液呈粉红色或澄清后再加药，保留数小时。经常关心和安慰患者，各项治疗相对集中，解除患者因舒适改变引起的焦虑和恐惧。

七、急性心功能不全的护理措施是什么？

1. 室内保持安静、舒适、整齐、空气新鲜、温度适宜。

2. 卧床休息，保证充足睡眠。

3. 控制钠盐和水分的摄入，控制总热量，减轻心脏负担，多吃蔬菜、水果等含维生素的食物。

4. 保持大便通畅，避免用力排便，加重心力衰竭。

5. 持续低流量吸氧 2L/min。

6. 密切观察病情，生命体征，准确记录每日出入水量。

7. 洋地黄药物的使用　要掌握用药剂量、服药时间，使用过程中加强观察，警惕洋地黄性反应。

八、脑水肿的护理措施是什么？

1. 确诊后绝对卧床休息。有颅内高压的伤员要采取头高位（15°～30°），搬动时要轻慢，若考虑有脑疝形成的则禁止搬动，防止呼吸、心搏骤停。

2. 正确记录 24 小时出入水量，严格控制入水量和输液速度。

3. 密切观察生命体征、神志和瞳孔变化。

4. 做好安全防护，防止患者坠床。

5. 保持呼吸道通畅，给予低流量吸氧。

6. 应用脱水剂的护理　甘露醇 250ml 静脉快速滴入，30 分钟内滴完，专人看护，防止药液外渗，如有外渗可用 50%硫酸镁外敷或用中药金黄散外敷。

九、多器官功能障碍综合征如何定义？

多器官功能障碍综合征指在严重感染、创伤或大手术等急性疾病过程中，同时或相继并发一个以上系统和（或）器官急性功能障碍或衰竭，一般肺先受累，次为肾、肝、心血管、中枢系统、胃肠、免疫系统和凝血系统功能障碍。

十、发生多器官功能障碍综合征的病因是什么？

1. 低血容量性休克和再灌注损伤。

2. 感染脓毒症和全身炎症反应综合征。

3. 烧伤毒素。

4. 吸入性损伤。

第八章　烧伤复合伤的治疗及护理

一、什么是烧伤复合伤?

患者同时或相继受到两种以上（含两种）不同性质致伤因素的作用而发生两种以上的损伤，称为复合伤。烧伤合并其他损伤者称为烧伤复合伤。

二、烧伤复合伤的处理原则是什么?

1. 烧伤复合伤的急救处理同一般单纯烧伤及单纯创伤。注意不要遗漏破伤风的预防注射。

2. 争取早期诊断复合伤。

3. 重要血管和内脏损伤，颅脑开放伤或颅内出血，严重的挤压伤，由各种原因引起的大出血及窒息威胁等，严重威胁伤员生命时，应在烧伤复苏的同时，优先进行紧急处理。注意麻醉的选择，尽量减少麻醉对患者全身情况的干扰。

4. 不危及患者生命或肢体存活的复合伤，一般应待休克控制、患者全身情况平稳后再进行处理，如烧伤严重而复合伤不十分严重，复合伤可暂不治疗，以后酌情处理。

5. 由于烧伤创面的存在，复合伤的感染机会增加，应及早应用有效抗生素。早期应用青霉素，剂量应略大，以防治链球菌及厌氧菌感染。

三、烧伤合并软组织损伤的处理是什么?

1. 如合并软组织损伤同时又有大血管损伤时，在彻底清创的基础上，应尽早行血管修复，改善血液循环，防止肢体坏死。

2. 在未作血管修复前，床旁备缝合包、止血带，预防出血。

3. 术后注意局部血运、肿胀和出血，抬高患肢。

四、烧伤合并肢体严重水肿的处理是什么?

1. 抬高患肢，注意有无出血。如有肌肉损伤、功能障碍及动脉搏动减弱等迹象，及时报告医生，行早期手术或减张切开术。

2. 术后注意伤后有无出血倾向，敷料浸湿及时更换。

3. 如患者中毒症状严重，保留肢体将危及患者生命，在做好术前准备的基础上，耐心细致做好患者和家属的解释工作。

4. 术后密切观察断端出血倾向，床旁备止血带。

五、烧伤合并肢体挤压伤的处理是什么?

1. 及早输液，增加尿量，预防急性肾功能不全的发生。

2. 注意碱化尿液，及早使用利尿剂，促进肌红蛋白或血红蛋白排出。

3. 严密观察神志、血压、尿量、肢体血运、肿胀的变化，如有病情变化，及时报告医生。

六、烧伤合并颅脑外伤的诊断要点有哪些?

1. 详细询问病史，特别是头部外伤史、高处下坠史、爆炸性烧伤史等。如果有神志丧失或昏迷史者，更应引起注意。

2. 全面体格检查，即使是非常严重的烧伤患者，在抢救复苏的同时，也不要忽略全面的体格检查，包括神经系统的检查。注意头部有无水肿或挫裂伤，未烧伤肢体的感觉、运动及反射的改变。

3. 注意严重烧伤患者的神志变化。颅脑外伤所致的神志改变多为渐进性，同时往往伴有血压上升、呼吸与脉搏转慢等改变。如果神志变化逐渐增加或持续昏迷，尤应注意，提示有脑干损伤或脑挫裂伤；有中间清醒期，有颅内血肿的可能。

4. 注意血压、脉搏、呼吸的变化，并与烧伤休克期使用镇静剂后相鉴别。

七、烧伤合并颅脑损伤的护理措施是什么？

1. 要做好补液量与速度的计算，合理控制输液量，保持输液速度分布均匀。

2. 及早使用脱水、利尿剂，如甘露醇、山梨醇、白蛋白。输液时，注意尿量、心率、血压和中心静脉压的变化。

3. 一般烧伤休克被纠正，可将患者上半身抬高 15°～30°，以利静脉回流，改善呼吸情况与脑水肿。

4. 保持呼吸道通畅，充分给氧。

5. 出现脑水肿征象者，及早用冰帽包裹头部降温，以保护脑组织细胞的功能。

6. 有耳鼻出血或脑脊液外漏的患者，不可用棉球填塞鼻腔和外耳道，亦不可用液体冲洗。嘱咐患者不要用力咳嗽、擤鼻和打喷嚏。

7. 开放性颅脑损伤者，应尽早剃除伤口周围的毛发。早期如有脓肿形成，应及时引流，保持引流通畅，注意无菌，及时更换敷料。

8. 尽量不用镇痛药物，以免使瞳孔缩小，抑制呼吸中枢而影响病情观察。

八、烧伤合并胸部损伤的护理措施是什么？

1. 严密观察病情变化 定期观察生命体征，气管有无移位、呼吸困难、发绀、缺氧等变化。

2. 保持呼吸道通畅。

3. 尽早抗休克治疗。

4. 维持胸壁的完整性 对开放性穿透伤应立即用厚敷料封闭，有明显胸部浮动者一般用棉垫加压包扎或胸带包扎。

5. 保持引流管通畅。

6. 控制感染。

九、烧伤合并多处多根肋骨骨折患者如何护理？

多处多根肋骨骨折患者，极易引起严重呼吸循环功能障碍，应配合医生立即用大棉垫加压包扎以固定浮动胸壁、减轻反常呼吸运动。对严重的浮动胸壁要协助医生行牵引固定，以维持正常呼吸功能，促使伤侧肺膨胀。

十、胸部穿透伤引起血胸的患者如何护理？

1. 需严密监测患者体温、血常规和胸膜腔引流液性质的变化，如果患者出现寒战、头晕、头痛等全身中毒症状，化验检查白细胞计数增高，应协助医生行胸穿或胸膜腔闭式引流。

2. 及时加压包扎或牵引固定浮动胸壁，以减轻或消除反常呼吸运动，改善呼吸和循环，减少肺部并发症的发生，胸穿或胸膜腔闭式引流术中，应严格无菌操作以避免细菌污染胸腔。

3. 胸膜腔闭式引流术后，应保持伤口敷料清洁干燥和引流的有效性，严防引流液逆流造成胸膜腔感染。

十一、开放性胸部损伤或血胸患者发生胸内感染时的护理措施是什么？

1. 要严密观察体温的变化，配合医生及时清创、包扎伤口，防止伤口感染。

2. 高热时，给予物理或药物降温。

3. 出现寒战、发热、头痛、头晕、疲倦等中毒症状，血常规示白细胞升高，胸穿抽出血性混浊液并查见脓细胞，提示血胸已继发感染形成脓胸，更应保持胸腔引流的有效性，必要时将胸穿抽出物做细菌培养和药敏试验，并可向胸膜腔内注入抗生素。

十二、烧伤合并腹部损伤的护理措施是什么？

1. 注意有无恶心、呕吐、呕血现象。

2. 注意观察有无休克现象。

3. 注意有无血尿，无尿者观察膀胱区有无膨隆、压痛。

4. 腹部损伤术后行引流者，注意保持引流管通畅，准确记录引流液的量和颜色。

5. 对肠道损伤行肠造瘘术后的患者，应做好造瘘口外周的清洁卫生，保持造瘘口周围干净。

6. 防止下腔静脉损伤。

7. 内脏脱出者禁忌灌肠。

十三、烧伤合并骨关节损伤的护理措施是什么?

1. 注意有无骨关节损伤。

2. 防止骨髓炎发生，创面敷料勤更换，注意分泌物的颜色和气味。

3. 防止血管神经及皮肤损伤。

4. 加强抗感染。

5. 注意牵引穿针处有无红肿。

6. 防止破伤风的发生。

7. 尽早进行功能和肌力锻炼。

第九章 特殊部位烧伤的治疗及护理

一、哪些部位属于特殊部位烧伤？

特殊部位烧伤是指头、面、颈部、手部烧伤（眼部、鼻、外耳、口腔）及会阴部烧伤。

二、头面部烧伤有哪些解剖生理特点？

1. 头面颈部为暴露部位，容易造成烧伤，易合并吸入性损伤。

2. 皮下组织疏松，血管、神经和淋巴管丰富，早期渗出较其他部位多，水肿明显，伤后 48 小时达到高峰。Ⅱ度烧伤的头围可比正常大 2/3～1 倍，而Ⅲ度烧伤由于焦痂的限制，使水肿向内扩展，造成咽后壁严重水肿，引起上呼吸道梗阻。

3. 头面部有颅神经的分布。烧伤后全身反应特别强烈，常发生急性胃扩张、高热及脑水肿。小儿尤为多见。

4. 头面部血供丰富，焦痂分离早，创面愈合快。在 10 天内愈合为浅度烧伤，不会形成增生性瘢痕。

5. 头皮毛囊深，深度烧伤后残留的毛囊上皮足以修复创面，不需植皮。

6. 五官分泌物和进食时食物易污染创面，使五官周围尤其是口腔周围易发生感染。

7. 头面部深Ⅱ度和Ⅲ度烧伤后因瘢痕挛缩，造成小口畸形、眼睑外翻等，影响外观和功能。

三、头部烧伤的创面特点是什么？

1. 血管丰富，浅层烧伤时渗液多、肿胀重，Ⅲ度烧伤时受焦痂限制，易引起脑水肿。

2. 头皮组织结构致密、弹性差、皮下组织少，肿胀后，组织间压力增高，并因为头皮下的软组织浅薄，Ⅲ度烧伤易伤及颅骨和颅内。

3. 头皮的上皮生长能力强、易愈合，但因毛囊、汗腺丰富，易为细菌所隐居，造成感染。

4. 毛发致密，深、浅Ⅱ度烧伤形成散在小水疱，易误诊为Ⅰ度烧伤。

5. 头皮静脉是大面积烧伤患者静脉穿刺的主要途径，头皮又是良好的自体皮供皮源，称为"天然皮库"，可反复取皮。

四、为什么颈部、四肢、躯干深度烧伤后要行焦痂切开减张术？

因为深度烧伤后所形成的焦痂多为压缩性焦痂，无弹性，紧紧环匝在体表，限制了深层水肿组织向外扩展，使痂下压力逐渐升高，对周围组织持续产生压迫作用，影响了局部及远端的血液循环，使其间生态组织失去血运而坏死。

五、头面部烧伤早期处理应注意什么？

1. 头面部烧伤，早期液体复苏需要量要比其他部位多。

2. 头面部烧伤水肿明显，易发生呕吐、急性胃扩张等反应，应留置胃管，伤后 48 小时内禁食。

3. 头面部烧伤易发生脑水肿，水分补充应控制。切勿在短期内输入或口服大量水分。

4. 头面部烧伤反应强，渗出多，水肿严重，易发生休克、上呼吸道梗阻、反应性高热、脑水肿等，需留院观察。

六、面部Ⅱ度烧伤如何处理？

面部Ⅱ度烧伤，一般不采用早期切痂植皮。这是因为早期深度不易分辨，切痂平面不够清楚，同时面部血液循环丰富，切痂时出血多。可在伤后 10 天左右行扩创手术，去除坏死组织，再行自体大张中厚游离皮片覆盖，以减少瘢痕。若已形成肉芽创面，则术前应湿敷 2～3 天，术中除去表面肉芽，清创后再予以大张皮片覆盖。并且需缝合和良好固定，必要时打包固定。一般术后 5～7 天打开敷料拆线，术后给予流质饮食或鼻饲，减少咀嚼活动，以免影响皮片生长。

七、面颈部烧伤的护理要点是什么？

面颈部为暴露部位，易造成烧伤，护理面颈部创面应做好以下几点。

1. 面颈部烧伤，面部须毛及头发均应剃去，行暴露疗法。

2. 注意有无吸入性损伤，面颈部水肿严重，要严密观察，发现呼吸困难者，应立即报告医生行气管切开。

3. 休克期忌俯卧位，首次翻身时间不宜过长，以 0.2～0.5 小时为宜，休克期后改头高位，以利水肿消退。

4. 及时清除分泌物及渗液保持干燥。

5. 防止过早剥除痂皮，以免损伤新上皮组织，造成出血感染，加深创面形成瘢痕。

6. 颈部烧伤应固定于后仰位，肩部垫高，使创面充分暴露。

7. 做好心理护理，面部烧伤的患者担心自己的面容是否改变，愈合后是否会有瘢痕。要了解患者的思想情况，给予必要的解释安慰。

八、头皮烧伤的特点是什么？

头发对烧伤的损害有一定的保护作用，且头皮的血管丰富，毛囊较深，故烧伤后易于愈合。然而头发的毛囊、汗腺虽然有利于愈合，不易清洁，易成为细菌的庇护所。特别是枕后、顶部等经常受压的部位，创面渗出液往往与残存的头发黏着，妨碍引流，易于感染，形成反复发作或经久不愈的糜烂创面。

九、Ⅱ度头皮烧伤如何处理？

1. 头皮是良好的自体皮供皮源，可反复切取达 6～12 次之多。因此，保护头皮勿使其受到感染尤为重要。

2. 处理头皮烧伤的重点是清洁，剔除烧伤部位及其周围的头发，使之不与渗出物黏着。去除异物和分离的表皮。

3. 及时引流和清洗　每日可用氯己定溶液清洗，以清除脓液，不使结成脓痂。创面下的脓痂要及时引流。

4. 采用暴露疗法或半暴露疗法，局部用 1%磺胺嘧啶银外敷。

十、头皮烧伤的护理措施是什么？

1. 头皮烧伤护理的重点在于保持创面清洁干燥，剔除烧伤部位及周围毛发。

2. 烧伤部位应避免长期受压，特别是枕后，要定时改变头部位置或者安置有孔海绵或面圈，避免因头部水肿、长时间受压而产生压疮。

3. 焦痂已自溶或受压部位潮湿未结痂者，每日可用生理盐水或氯己定溶液清洗，减少脓液，不使结成脓痂。

4. 头皮愈合后经常剪净头发、保持清洁，否则残存于毛囊和汗腺中的细菌，可引起感染，破坏已愈合的上皮，使创面再次糜烂。

十一、头面部烧伤患者如何健康宣教？

1. 向患者说明，头面部烧伤后，由于头面部血管丰富，容易水肿，勿到处走动。随着水肿的消退，会有液体的渗出，此时勿用力擦拭面部，以免表皮擦破，留下瘢痕。

2. 早期应去枕平卧或适当抬高床头，尤其是深度颈部烧伤患者；后期应将枕放在肩部，保持颈部过伸位，防止颈部瘢痕挛缩。

3. 创面愈合后避免阳光直晒，减轻色素沉着。

4. 增加营养摄入，促进创面愈合。

十二、口腔烧伤的护理措施是什么？

接触高压电线或吞服化学物质时可发生口部烧伤，但较为少见。

1. 注意观察呼吸情况，准备要气管切开用品。发现呼吸困难，立即报告医生，行气管切开术。

2. 加强口腔清洁与护理，每 4 小时一次，每次进食后给予少量饮水清洁口腔。

3. 保持口周清洁干燥。口唇易干裂、出血，后期可用消毒液状石蜡涂擦口唇，以软化痂皮，保持湿润。

4. 如有口腔溃疡或真菌生长时，局部涂制真菌素液，并及时报告医生。

十三、眼烧伤的原因是什么？

致伤原因中热力和化学烧伤最常见，热力烧伤又可分为火焰烧伤及高温接触烧伤。火焰烧伤时，眼睑常反射性闭合，故多为眼睑烧伤，少为眼球烧伤。但如果距离较近或其他原因，眼睑未及时闭合，也可造成角膜和结合膜烧伤。

十四、眼睑烧伤的特点是什么？

眼睑皮肤薄，组织松弛，烧伤后水肿严重，以 24～48 小时为甚。浅度烧伤后水肿，难以睁眼；深度烧伤的组织水肿和涉及眼睑全层，使睑结膜外翻，角膜暴露。

十五、如何处理浅度眼睑烧伤？

主要在于防止感染，促进伤口愈合宜用暴露疗法，以便于及时清除脓液，防止流进眼内，引起结合膜炎或角膜炎。经常清洁眼周围创面的渗出物及眼内分泌物，按医嘱正确使用各种抗生素眼药水、眼药膏，防止感染，但是不能使用对眼球有刺激性的药物。

十六、如何处理深度眼睑烧伤？

眼睑轻度外翻不能回纳时，应予以保护，可用抗生素眼膏或生理盐水湿纱布覆盖保护，严重时应通知医师作早期眼睑焦痂切开减压。俯卧位时眼部可暂时稍微加压包扎。若病情允许，可早期切痂并用中厚或全厚皮移植术。

十七、眼睑烧伤的护理措施是什么？

浅度烧伤保持创面干燥，及时清除分泌物，防止感染和促进创面愈合。

1. 用 0.25%氯霉素液或 1%庆大霉素液滴眼，每 4 小时一次，涂 0.5%金霉素眼膏或多黏菌素 B 眼膏，每日 1～2 次。用凡士林油纱覆盖外翻眼睑，防止因外露、干燥而发生角膜溃疡及眼内感染。

2. 眼睑Ⅲ度烧伤，焦痂切除及睑缘缝合、植皮后，制动 5～7 天，以保证皮片成活。

十八、眼球烧伤的症状及护理措施是什么？

眼球烧伤后有疼痛、流泪、怕光、睁不开眼睛、异物感及视力减退等症状。

眼球烧伤主要发生于化学烧伤，以球结膜和角膜烧伤多见。

1. 立即用大量生理盐水冲洗眼睛，也可将头面部浸入脸盆中，不断作闭眼、转头动作，时间不少于 15 分钟。

2. 角膜烧伤重点在于防止感染。及时清除分泌物，每日多次或 2 小时一次滴入抗生素眼药水。睡前涂抗生素眼膏。

3. 用 1%阿托品溶液或油膏扩瞳，防止角膜烧伤后虹膜睫状体粘连。

4. 眼部用物单独隔离，眼药应专用，先处理未感染侧，以防止交叉感染。

5. 俯卧时，眼压增加，眼睑外翻更严重，可促使角膜溃疡和穿孔，眼部可给予暂时的加压包扎。

十九、鼻部烧伤的护理措施是什么?

鼻烧伤多与面部烧伤同时发生,单纯鼻烧伤较少。

1. 剪除鼻毛,保持鼻腔清洁,及时擦除分泌物。鼻腔有分泌物凝结时,可滴少量无菌液状石蜡。鼻黏膜水肿时,滴入1%麻黄碱,以利通气。鼻腔有感染时,可应用抗生素溶液或油膏涂滴鼻腔。

2. 鼻孔深度烧伤开始愈合时,以防止鼻孔缩窄,鼻孔内可放一粗细适宜的橡皮管,注意观察有无血液循环障碍。

二十、耳部烧伤的特点是什么?

由于耳郭皮肤及皮下组织较薄,故烧伤常易累及耳软骨,加之其邻近头发并与外耳道相连,以及本身凹凸不平和不易清洁等因素,烧伤后容易并发感染及化脓性耳软骨炎。耳郭烧伤未波及耳软骨或未并发耳软骨炎者,其愈合过程及处理与一般皮肤烧伤相同。耳软骨炎一般发生在伤后2周左右,局部疼痛剧烈,压痛明显。

二十一、耳部烧伤的护理措施是什么?

1. 耳郭烧伤 耳郭暴露且突出,易遭烧伤。耳郭因皮肤薄、皮下脂肪少,主要为软骨组织,耳软骨血运又较差,深Ⅱ度和Ⅲ度烧伤后,由于局部受压可引起耳软骨缺血,或处理不当致使细菌向深层侵袭,可最终造成耳软骨炎,愈后留有严重的耳郭畸形。一般浅Ⅱ度烧伤发生耳软骨炎机会较少。预防耳软骨炎的措施包括:

(1)保持耳郭的正常位置,可用纱布或绷带做成松软有弹性的圆圈置于耳周围,使双耳悬空,保证局部血液循环的通畅,较少受压。

(2)及时擦净渗液,保持创面干燥。

2. 外耳道烧伤 外耳道烧伤后,局部肿胀,使耳道阻塞,渗出液多,如果引流不畅,容易感染造成外耳道炎或中耳炎。护理重点包括:

(1)防止渗液流入耳内,可在外耳道口塞放棉球以吸附渗液,并随时更换,保持清洁与干燥。

(2)如果外耳道因肿胀而闭塞,可置棉条塞入外耳道,以达到引流作用,并可滴入抗生素滴耳液。

(3)涂药及进食时注意汤、水等不要污染外耳或流入耳内,可用无菌纱布覆盖外耳处,加以保护。

二十二、手背烧伤的特点是什么?

手背皮肤薄而柔软、易松动而富有弹性,并且皮下组织少,只有一层疏松结缔组织,将皮肤和下面的伸肌腱、关节囊和关节韧带隔开。所有手背深度烧伤极易损伤深层组织,特别是掌指关节和近端指间关节处的伸肌腱和关节囊易于破坏,愈合后往往因为瘢痕增生,使手发生严重挛缩畸形和明显的功能障碍。手背烧伤后有典型的畸形表现,指间关节过度屈曲,掌指关节过度背伸,手掌向前突出,拇指内收、掌横弓消失。

二十三、手掌烧伤的特点是什么?

手掌皮肤坚韧并有很厚的角质层,皮下脂肪多,加上烧伤时手多呈握拳状,故手掌烧伤一般不太深,但为接触烧伤时,则创面较深,使手掌皮肤破损,然而由于手掌皮下脂肪多,且由掌腱膜的覆盖,除电烧伤外,一般较少损伤屈肌腱。手掌烧伤的畸形,主要是因瘢痕挛缩引起,表现为屈曲不能伸直或手指手掌粘连不能自由活动。

二十四、手部烧伤处理原则是什么?

1. 尽快消除创面 特别是深度烧伤的坏死组织未清除时,则必然引起感染而使创面加深。若任由肉芽组织生长,不予植皮,依靠残存的少数上皮细胞勉强愈合,则将发生瘢痕增生、挛缩和畸形。

2. 减轻水肿　烧伤后毛细血管通透性改变，渗出增多，局部水肿。这些渗出液经常沉积在肌肉、关节囊和关节周围，因而发生关节强直、功能障碍。因此，烧伤后早期抬高患肢。前臂特别是腕部若有环形缩窄型深度烧伤影响手部循环时，应行焦痂切开以减压。

3. 早期活动　烧伤后患者因怕痛或顾虑影响伤后而不敢活动，进一步导致肌肉萎缩、肌腱粘连、关节强直硬化等，从而使手部产生永久性畸形，功能丧失。早期宜采用暴露或半暴露疗法，并可每日浸泡在水中活动。

4. 保持手的功能位　手背烧伤时，掌指关节屈曲 70°～90°；指间关节伸直或屈曲 5°～10°，拇指宜保持外展对指位。为了较好地维持此种功能，白天不活动时可用简单的布垫悬吊，夜间可用夹板固定。

5. 预防感染　控制感染的关键在尽快清除坏死组织，及时植皮，消灭创面，对深度烧伤最好采用暴露疗法，使焦痂迅速干燥，或局部用药，以减低细菌浓度，防止侵袭性感染。焦痂或痂皮已自溶或痂下积脓，应及时将焦痂或痂皮清除，充分引流。

二十五、手部烧伤的护理措施是什么？

1. 浅度烧伤，清创后行包扎疗法，指间用纱布隔开，抬高患肢，以利于静脉回流、水肿消退。

2. 手部固定时注意保持功能位。

3. 敷料如潮湿，应及时更换，防止感染。

4. 深度烧伤，要注意观察指端血液循环，如有环形焦痂应及时切开减张，防止肢体缺血加重坏死。

5. 手部切痂植皮后，注意敷料包扎是否过紧，观察指端血液循环情况，注意植皮区、供皮区的渗血情况。

6. 手部植皮术后，严禁在患侧测血压、扎止血带，否则可引起皮下出血，影响皮片生长。

7. 鼓励患者进行早期的手部锻炼。

二十六、手部烧伤患者的健康宣教有哪些？

1. 鼓励患者早期活动，抬高患肢。

2. 勤剪指甲，保持手部的清洁。

3. 鼓励患者生活自理，如进食、梳洗等，教会患者利用体疗器械锻炼，以手指最大的屈伸及虎口张大为重点，并定期在刻度板上测定手指屈伸功能恢复的进展情况。

4. 深度烧伤后，在从事一些日常家务劳动和进行工作技能训练时，要戴弹力手套加以保护。

二十七、手挤压伤的特点是什么？

1. 手指、手指背热挤压伤多于掌侧。

2. 多为Ⅲ度烧伤，皮下组织损伤范围超过皮肤烧伤范围。

3. 局部肿胀严重，若静脉损伤，回流障碍，水肿更严重。

4. 动脉损伤可引起进行性血管栓塞，坏死范围逐渐扩大，从远端向近端发展，造成肢端凉、充盈差、指端青紫、发黑。

二十八、手热挤压伤处理的原则是什么？

1. 抬高患肢，有利于减轻水肿。

2. 预防感染　早期创面用 1%磺胺嘧啶银外敷，露出指端，有利于观察末梢循环。预防性使用青霉素和甲硝唑防止厌氧菌和化脓性球菌感染。

3. 早期切除烧伤和损伤组织，扩创后创面暂时用生物敷料或自体皮、皮瓣修复。

二十九、如何对手热压伤患者进行健康宣教？

1. 抬高患者，以利静脉和淋巴回流。

2. 行腹部带蒂皮瓣转移手术，指导正确放置患肢的位置，良好的固定是防止皮瓣扭转、牵拉、受压的条件，以免影响周围循环。

3. 断蒂后加强患肢主动和被动功能锻炼。

三十、会阴部烧伤有哪些特点？

1. 多见于儿童。

2. 往往伴有外生殖器、臀部和大腿上 1/3 内侧烧伤。

3. 邻近肛门，皱褶多，易被污染。

4. 烧伤后创面感染发生早。

三十一、会阴部烧伤的护理措施是什么？

1. 会阴部烧伤后应剔除阴毛，清创时注意皱褶处、凹陷处。

2. 会阴部烧伤后行暴露疗法，双下肢尽可能充分外展，及时擦净渗液，给予烤灯照射，促进创面干燥。

3. 做好大小便的护理，防止污染创面。

4. 会阴部烧伤一般应放置导尿管。

5. 会阴部术后体位采用仰卧位或俯卧位，两下肢固定外展位，两大腿之间成 60°。

6. 会阴部烧伤愈合过程中，注意防止臀沟两侧粘连愈合而形成蹼状瘢痕，避免造成肛门狭窄或闭锁。

第十章 电烧伤的治疗及护理

一、电烧伤的特点是什么？

电烧伤包括电弧烧伤和电接触烧伤（电击伤）。电弧烧伤是电流短路时产生的电弧（火花）使衣服着火，致皮肤发生深度烧伤。电击伤是电流通过人体引起的烧伤，往往有一个或数个入口及出口。

1. 电击伤入口多在手、足或头部等直接接触高压电的部位，损伤往往比出口处严重。入口处皮肤炭化，中心凹陷且坚韧，局部脱水干燥，感觉麻木、温度低。

2. 局部组织损伤严重时，且由入口渐向内深入，其显著特点为口小底大，呈喇叭口状的倒锥形。电弧烧伤以Ⅲ度为主。电接触烧伤是人体与电流接触后，电流进入人体内转变成热能而造成深层的肌腱、神经、血管、内脏、骨关节的严重烧伤，可导致入口、出口处的皮肤完全烧伤。

3. 严重电击伤后可致患者昏迷，心跳、呼吸骤停等，电流对头部损伤严重可致使中枢神经系统改变；电流通过胸部、腹部时，可致心脏和腹腔内脏损伤。

4. 电击伤常合并颅脑损伤和骨折，多发生于高处触电的病例。

二、决定电流对人体致伤作用的因素有哪些？

1. 电压的高低 电压越高，电能越大，致伤的可能性也越大。一般习惯上把被 380V 以上电流致伤者归于高压电烧伤，把被低于 380V 电流致伤者归为低压电烧伤。

2. 电流的种类 电流分直流和交流两大类，前者为持续通电且电流方向不变，后者电流方向呈周期性变化。不同频率交流电对人体影响不同，交流电要比直流电更危险。每秒 40～50Hz 的交流电对人是危险的。而每秒 60Hz 的交流电最危险，它可引起致命的心室颤动。但随着频率的增加，对人体造成的损伤越严重。

3. 电流的强度 热量的产生与电流的强度、组织的电阻和接触电流的时间成正比。故通过人体的电流越强，对人体造成的损伤越严重。

4. 身体对电流的阻力 在相同的电压下，电流通过人体时，人体的接触点电阻越大则通入人体内的电流越小，引起的全身性损害也越轻，而造成的局部烧伤则严重。身体各组织本身不同成分的理化特性和组织结构特点决定了对电流的阻力，从小到大排列依次为：血管—神经—肌肉—皮肤—脂肪—肌腱—骨组织。

5. 电流通过身体的途径 电流通过身体的途径不仅仅取决于各种组织的电阻，而且和身体形成电路时的最高电位（入口）和最低电位（出口）之间的位置，以及身体是否接触其他低电位的导体有关。因此，电流从头部进入，而从足部放电，其造成的损害最严重；而电流从一侧足底进入，从另一侧足底流出则对机体的损害最轻。

6. 身体接触电流的时间 接触电流的时间越长则对机体的损害越严重。

三、电烧伤局部的进、出口创面各有什么特点？

1. 进口处的皮肤多呈凝固坏死，炭化脱落，形成一个口小底大凹陷状创面。创面的周缘呈灰白或焦黄色，以后逐渐变为黑色。在深陷的进口里，常可见到较广泛的坏死肌肉、血管和神经，甚至骨骼，因此不能仅以烧伤面积来反映烧伤的严重程度。

2. 出口创面表现为组织干枯、炭化及创面中心凹陷。除入口外，在关节屈面还可存在"跳跃伤"，这是由于四肢部位触电后，引起肌肉强烈的收缩，四肢呈屈曲状态，屈面皮肤远、近端彼此接触形成一条阻力较低的通路，造成一个跨关节的局部电烧伤。

四、电流对人体有何损害？

1. 电流对心肌纤维和传导系统的作用，可出现心动过速、心肌损害、室内传导阻滞和心房颤动等。严重者可引起心室颤动而造成死亡。

2. 电流经过腹部，可引起空腔脏器损伤，如胃肠穿孔、胆囊坏死穿孔、局灶性膀胱坏死等。因此，对腹部严重电烧伤患者，应仔细观察和反复检查，以防漏诊和误诊。

3. 电流通过头面部，特别是经过眼睛周围时，可并发单侧或双侧白内障及视神经萎缩等。

4. 电流引起大片肌肉坏死和红细胞的破坏，大量肌红蛋白和血红蛋白释放入血中，可导致肾小管阻塞和急性肾衰竭。

五、电烧伤的并发症有哪些？

1. **中枢神经系统的并发症** 电烧伤患者的中枢神经系统的并发症除电休克外还有反应性精神病、癔症、神经症、自主神经功能失调、脑性瘫痪等。

2. **呼吸与循环系统的并发症** 呼吸骤停、气胸、心室颤动、心律不齐等。

3. **感染** 电烧伤由于损伤较深，坏死组织多，是厌氧菌生长繁殖的合适环境。因此，严重电烧伤要尽早进行筋膜切开减压，切除全部的坏死组织，必要时行截肢手术。

4. **泌尿生殖系统的并发症** 有急性肾衰竭、肾功能损害、膀胱瘘、外生殖器损伤等。急性肾衰竭为严重电烧伤常见的并发症之一，主要是由于早期休克及电流直接通过肾脏，引起肾血管栓塞或痉挛，大量坏死组织释放的毒性物质和严重血红蛋白尿等因素，使肾脏受损导致肾衰竭。

5. **骨关节并发症** 电烧伤患者，可因触电导致强烈肌肉收缩或摔倒，特别是高处坠落，易造成骨折及骨关节脱位。

6. **内脏并发症** 可造成胃肠穿孔、横膈破裂、非结石性胆囊炎、胆结石、胰腺炎等。

7. **周围神经损伤** 电烧伤造成的周围神经损伤，以前臂远端及腕部高压电烧伤造成的正中神经、尺神经的损伤相当多见，患者手部的感觉、运动及神经营养功能常常受到严重损伤。

8. **血管损伤** 电烧伤造成的血管损伤，尤其是肢体主要动脉，如肱动脉、桡动脉、尺动脉等损伤。

9. **出血** 为电烧伤后常见的并发症，多发生在伤后2～3周，由于血管受损，暴露或埋于坏死组织中。当坏死组织溶解脱落时，很容易引起血管破溃造成大出血。因此，为了预防动脉破溃大出血的危险，一般在相应血管的高位行结扎术。如腋动脉受损，应行锁骨下动脉结扎术；股动脉受损应行髂外动脉结扎术。术前床头应备止血带和止血包，以防不测行紧急处理，并且患处不宜盖被子，以便随时观察和及时处理。

六、电击伤患者大出血如何处理？

1. 思想上重视电击伤患者，了解病情。熟练掌握各种止血方法及抢救措施。

2. 固定止血带，床旁柜上备有手术止血包（静脉切开包或扩创包）和无菌手套，并且保证照明设施。

3. 建立有效的静脉输液途径，做好配血、领血及核对工作。

4. 强巡视，尤其是夜间更应密切观察。受伤肢体暴露于被服，以免影响观察出血情况。

5. 根据出血部位采取正确的止血方法，如为肢体出血应采取结扎止血，结扎总在出血处上端，时间不宜超过1小时，如为腹股沟等部位出血应采取压迫止血；如上述止血方法仍无效，则配合医生进行手术扩创止血，必要时进手术室处理。

6. 适时地安慰清醒患者，消除心理紧张，必要时使用镇静药物。

七、使用止血药的护理措施是什么？

1. 患者使用止血药物时护士应观察患者的出血量及出血情况，在观察中应监测患者的凝血机制。严密观察用药后的反应，如出现出汗、血压低及心率减慢等症状时应及时通知医生做相应的处理。

2. 当患者发生出血时，不能盲目地使用止血药，应根据引起出血的病因和发病机制针对性地采用止血药物，否则不能达到止血效果，导致患者病情延误。

3. 在使用止血药时应查问患者的病史，如有血栓或栓塞者禁用。

4. 注意药物的保存，冻干粉制剂如血凝酶（立止血）应在15℃以下保存，现配现用。

八、电击伤患者为什么要做焦痂和筋膜切开减张术？

电烧伤后由于深部组织广泛坏死，大量体液渗出，造成筋膜下水肿，静脉回流障碍。筋膜压力增高至一定限度时，将造成更多肌肉坏死。因此，早期切开焦痂和筋膜，恢复肢体的血液循环供应，可减轻肌肉坏死的程度和缩小肌肉坏死的范围。

九、电烧伤患者如何预防厌氧菌感染？

电烧伤为开放性损伤，且伴有深层组织的广泛坏死，为深部组织的厌氧菌感染提供了条件，因此，厌氧菌感染的发生率较高。临床上早期常规注射破伤风抗毒素和类毒素尤为必要。为防止其他厌氧菌感染，尤其是梭状芽孢杆菌，可常规注射大剂量青霉素和（或）甲硝唑，直至坏死细胞彻底清除干净。

十、胸壁电烧伤应如何处理？

有时电流可穿透胸壁伤及肺部和心包等。对于器官表面的创面，通过换药使坏死组织脱落，促进肉芽组织生长，坏死组织脱落前内脏胸膜层可与新生的胸壁肉芽组织粘连。肺和心包肉芽组织上均可行游离植皮术。若为胸腔开放，宜尽量采取措施（缝合或填塞等）予以封闭，否则会影响心肺功能。如发生气胸，根据情况可行胸腔闭式引流术。有肋骨烧伤的患者可切除。

十一、腹部电烧伤应该如何处理？

严重者可导致腹壁广泛缺损、空腔脏器坏死和穿孔等。胃肠道壁烧伤后，不一定立即发生穿孔，肠壁虽有坏死但尚完整，待坏死脱落后才出现肠穿孔的症状，必须时刻观察腹部情况，如有症状，即行手术治疗。若腹壁烧伤大片缺损的患者，可将扩创清除坏死组织并直接在腹膜上移植自体皮。若腹膜坏死，腹膜切除后将大网膜固定于缺损的腹壁周围，封闭腹腔，并在大网膜上植皮。另外，可以采用皮肤代用品暂时修复缺损，或行皮瓣移植修补缺损。

十二、如何预防电击伤后继发性出血？

1. 床边备止血带、手术止血包及无菌手套。

2. 加强巡视，特别是在患者用力、哭叫、屏气时容易出血，夜间患者入睡后更应严密观察。

3. 电击伤肢体必须制动，暴露于被服外，搬动患者时要平行移动，防止因外力引起的出血。

4. 出现大出血时，应根据出血部位及时给予正确紧急止血，并尽快通知医生。

十三、如何预防电烧伤并发症的发生？

1. 患肢行半暴露疗法，避免遮盖伤口，妨碍观察。

2. 床旁备止血带，一旦发生出血，尽快做应急处理。

3. 创面未愈合前，不要过早的做剧烈活动，严禁高压灌肠。

4. 除给予营养丰富的高蛋白饮食，还应补足水果及含纤维多的蔬菜食物，防止大便干燥，最好每天一次。

5. 防止肺部感染，勤翻身、拍背、擦浴，但动作要轻，避免造成动脉压增高。

十四、电烧伤手术治疗应注意什么？

手术治疗的电烧伤主要是由于电接触烧伤（电击伤）。根据电击伤的特点，治疗应注意：

1. 首先对电击伤患者进行全面检查，及时发现电击伤的合并症，如心跳、呼吸停止及颅脑外伤、骨折，并立即进行心肺复苏、心电监护、补液、抗休克等对症处理。

2. 及早行焦痂切开减张术，电击伤后深部组织坏死，体液大量渗出，致使筋膜下水肿，静脉回流受阻，从而加重组织的坏死，因此，对四肢、颈部、躯干部的环形焦痂，应尽早切开减压。

3. 大血管损伤的给予血管结扎。

4. 皮瓣修复术，待患者全身情况稳定之后尽早行清创植皮或皮瓣修复术。因电击伤受损的组织范围广泛，难以确定坏死的界线，所以不可能一次扩创彻底，需要反复多次手术，创面才能愈合。

5. 截肢，这是挽救患者生命所采取的必要措施。四肢电击伤后出现主要的神经受损，动脉、静脉血管栓塞，肌肉组织完全坏死，出现肌红蛋白、血红蛋白尿等急性肾衰竭表现等症状，需要截肢才能挽救患者的生命。

第十一章　小儿及老人烧伤的治疗及护理

一、小儿烧伤的常见原因有哪些？

小儿由于发育未成熟，动作不协调，好奇心强，回避反应迟缓，易发生烧伤、烫伤。小儿常见的致伤原因：热液烫伤、火焰烧伤、电击伤、化学烧伤等。

二、小儿的生理特点是什么？

1. 小儿体温调节中枢不稳定，轻微感染就可引起高热，而且其皮下脂肪少，体温易受外界环境温度的影响而变化。

2. 小儿皮肤薄，同样热力致伤，程度要比成人严重，且创面易因感染而加重。

3. 小儿神经系统发育未完善，神经活动过程不稳定，兴奋和抑制在大脑很容易扩散，大脑皮质下中枢兴奋性高，容易引起高热、惊厥和呕吐。

4. 小儿呼吸系统比成人弱，气道通气量比成人低，气管管径小易引起梗阻和通气障碍，对缺氧耐受力差。

5. 小儿血容量与体表面积比值较成人小，相对血容量较少，同样的烧伤面积易发生休克。

6. 2岁以下小儿肾小球和肾小管功能未发育完善，尿稀释和浓缩功能较差，易发生水电解质紊乱。

7. 小儿代谢快，营养需要量比成人多，且胃肠道功能易发生紊乱，因此护理时尤应注意。

8. 小儿对药物耐受性差，如氨茶碱易引起中枢兴奋，吗啡对呼吸中枢有抑制作用，氯霉素易引起中毒，氨基糖苷类抗生素易引起肾脏和听力损害，但对巴比妥类耐受性比成人好。

三、怎么计算小儿烧伤的面积？

小儿身体的特点是头颅大，下肢短。所以，采用九分法估计小儿头颈及下肢烧伤面积不同于成人，小儿烧伤面积计算公式：头面颈体表面积（%）=9+（12-年龄），双下肢（含臀部）体表面积（%）=46-（12-年龄），双上肢体表面积（%）=2×9，躯干体表面积（%）=3×9（含会阴1%）。

四、小儿烧伤严重程度怎么分类？

1. 轻度烧伤　烧伤总面积小于5%。

2. 中度烧伤　烧伤总面积为5%～15%，或Ⅲ度烧伤面积小于5%。

3. 重度烧伤　烧伤总面积为15%～25%，或Ⅲ度烧伤面积为5%～10%。此外，烧伤总面积小于15%，但全身情况严重或已有休克、有严重创伤或合并有化学药物中毒、重度呼吸道烧伤者、头面部烧伤大于5%者也划分为重度烧伤。

4. 特重度烧伤　烧伤总面积为大于25%，或Ⅲ度烧伤面积大于10%。

五、小儿烧伤的治疗原则是什么？

1. 保持气道通畅　头面颈部烧伤患儿往往水肿严重，甚至可压迫气管引起呼吸困难，吸入性损伤亦伴有呼吸困难，应立即行气管切开，及早进行机械通气。

2. 及时、正确的液体复苏　小儿烧伤面积超过10%、头面颈部烧伤面积即使小于10%也有可能发生休克，因此尽早建立静脉通道、进行液体复苏是预防休克发生的重要措施。补液过程中要注意水、电解质的变化，短期内勿过多输注生理盐水和葡萄糖，预防发生脑水肿和肺水肿。

3. 正确的创面处理　创面处理基本同成人，但小儿好动，敷料尤其是移植皮片不易固定，应尽可能采用包扎疗法，妥善固定。

4. 镇静止痛　小儿烧伤后由于疼痛刺激，往往哭闹及全身扭动，增加氧消耗量，易加重休克，同时扭动可使创面损伤和污染，因此应适当应用镇静止痛药物。

5. 控制感染　小儿免疫力低下，感染机会多，应根据创面细菌培养和药敏合理应用抗生素。

6. 对症治疗　由于小儿各器官发育不完善，烧伤后易引起其他并发症，应及时采取相应措施。

六、如何预防小儿烧伤？

小儿烧伤大都是管理不严、照顾不周而引起的，因此，要普及烧伤预防知识，加强小儿的管理与教育，使小儿烧伤减少到最低限度。

1. 加强对小儿的管理，有组织地进行教育活动，对保育员、家长进行烧伤的预防教育。

2. 易引起烫伤的物品，如热水瓶、汤盆、火炉等应放置在不易被小儿拉翻的地方。给小儿洗澡时，应先将冷水倒入盆中，然后再加入热水混合。不要把小儿单独留在家中。

3. 使用暖炉、炭盆、火炉等取暖、烹调或烘烤衣物时，要加保护架，不要让小儿单独留在上述物品的房间内，避免小儿衣服着火或跌入火盆。教育小儿不要玩火或玩易燃易爆物。

4. 加强安全用电教育，防止触电事故。

七、小儿皮肤的特点是什么？

小儿皮肤薄嫩，真皮层薄，皮肤附件少，70℃热水对成人不一定造成损伤，但对小儿可能造成深度的烫伤，小儿Ⅱ度烧伤可能因感染变为Ⅲ度烧伤。

八、小儿休克期补液的原则是什么？

1. 小儿烧伤面积超过 10% 或头面部大于 5%，均应进行补液治疗。

2. 一般补液量应按照小儿补液公式计算，保证小儿平稳度过休克期。

3. 根据病情随时调整补液速度，以小儿不发生内脏并发症和脓毒血症为补液原则。

九、小儿临床补液指标是什么？

1. 每小时尿量维持在每千克体重每小时 1ml 左右。

2. 小儿神志清楚、安静，皮肤颜色正常。

3. 心跳有力或能扪及足背动脉。

4. 外周静脉及毛细血管充盈良好。

十、小儿烧伤输液的注意事项有哪些？

1. 遵医嘱按照晶体、胶体、水分三者交替输入。切忌在短时间内输入大量单一液体。

2. 各种液体按规定时间均匀分配输入，按液体总量计算出每分钟输入的滴数，防止时快时慢。

3. 补液过程中，随时观察病情，如出现躁动不安，应分辨是否为血容量不足、缺氧（呼吸道梗阻）或脑水肿。

4. 测量每小时尿量以判断休克纠正程度，宜留置尿管，指导休克期输液量、输液速度。

5. 建立有效的静脉通路，保证液体顺利输入。

十一、小儿烧伤休克期的护理措施是什么？

1. 液体复苏监测　观察神志、尿量、足背动脉搏动是否有力、肢端温度、血压等，及时了解患儿状况，调整补液输入和速度。

2. 输液护理　保证静脉通畅，穿刺固定牢固，确保液体输入，及时正确补充血容量；按液体计划，计算出每小时输入量和每分钟输入滴数，有条件地使用输液泵，保证液体均匀输入体内；根据病情调整补液量，判断输液速度、种类是否恰当，及时予以调整，晶体、胶体、水分必须交替输入，防止在短时间内输入大量水分而发生脑水肿。

十二、小儿烧伤的创面护理措施是什么？

1. 保持病室清洁干净。

2. 注意保持创面清洁干燥，特别是双大腿根部和背臀部的创面易被大小便污染，如有导尿管应保持通畅，做好导尿管护理。避免创面受压、潮湿，定时翻身和更换体位。四肢应充分外展，会阴部要充分暴露。

3. 如无导尿管，男患儿可用阴茎套反套于阴茎上将尿液接出，女患儿可用狭长的油性敷料置于外阴处，使尿液顺敷料流下，以防尿液污染引起感染而加深创面。

4. 如有头面颈部烧伤，要做好五官的护理，防止五官分泌物或进食时污染创面，而加深感染。

5. 注意创面妥善包扎，松紧适当，特别是四肢，避免包扎敷料滑脱，使创面暴露，而加深创面。

6. 每次换药时观察创面变化，包扎创面色泽变化、水肿程度、渗液多少、有无异味、出血点、坏死斑扩展情况。

小儿控制能力差，由于疼痛、躁动厉害，遵医嘱可适当予镇静剂。

十三、小儿烧伤的饮食护理措施是什么？

根据年龄选择饮食，保证每日有一定的蛋白质和热力摄入，同时应适合小儿的口味，品种丰富，经常更换。适当增加辅助食品，如牛奶、鸡蛋、小儿安素等，进食时间要安排妥当，以免影响正常的饮食。尽量口服，不能口服时，选用鼻饲和静脉营养。

十四、小儿烧伤后发热的常见原因措施是什么？

1. 创面感染。

2. 环境温度过高。

3. 换药热。

4. 药物过敏或输血、输液发热。

5. 合并肺部感染和颅脑损伤。

6. 脱水热。

十五、小儿烧伤后高热的护理措施是什么？

1. 每2~4小时测体温、脉搏、呼吸，体温测量以肛温最为准确。

2. 如超过39.5℃，应给予物理降温，同时降低室温，在头部和大血管处用冰袋冷敷或乙醇擦浴（伴有畏寒、四肢冰冷，不易给予物理降温）。

3. 亦可根据医嘱给予药物降温，降温后每30分钟测体温一次，并做好记录，降温后大量出汗，应补充足够的水分，防止发生脱水，并及时擦干汗液，更换干净衣服、被褥，保持正常皮肤清洁干燥。

十六、小儿惊厥的护理措施是什么？

1. 应立即松解衣服，取侧卧位。

2. 清除口鼻咽部分泌物，保持呼吸道通畅，防止窒息，上下牙齿间放牙垫，防止舌咬伤。

3. 给予吸氧，可用头罩或面罩吸氧，准备吸引、气管插管或气管切开等抢救用品或药品。

4. 专人看护，防止发生意外，遵医嘱给予镇静药物。

十七、小儿、老年人休克的特点措施是什么？

1. 年龄越大，烧伤面积越大且更深，预后差。

2. 小儿早期休克发生率高，病情变化快，如不及时治疗，病情容易加重而死亡。

十八、小儿复苏补液的特点是什么？

1. 小儿烧伤后，失液量较成人相对较多，在补液时，输液量就相对较大，尤其是伤后第一个8

小时，所以在早期复苏补液时输液速度应多加注意。争取既能合理补充液体，又不给患儿心、肺、脑等器官造成太大负担，避免发生心功能不全，肺、脑水肿等。

2. 小儿烧伤后，水、电解质易发生比例失调，肾脏浓缩稀释及对钾的排泄功能尚不完善，所以在补液一定要注意所补液体的张力，根据患儿具体情况及时调整，维持水、电解质平衡，避免碱失衡及水中毒等。

3. 因为小儿烧伤以后食欲差、进食少、创面大量渗出，虽早期补液张力较大，但在疾病修复过程中仍易发生血内电解质成分及蛋白成分普遍低下的情况。所以应继续加强补液纠正，改善患者食欲，增加消化系统方面营养供给，从根本上消除电解质紊乱。

十九、老年人烧伤的特点措施是什么？

1. 体液成分的改变　全身含水量减少，特别是细胞内水分的减少，而细胞外液相对增加，使其调节水、电解质平衡功能降低。

2. 心功能的减低　心脏储备能力减低，容易发生心功能不全。老年人动脉弹性差，耐受能力差，可致心力衰竭和脑缺血。

3. 糖代谢异常　老年人随着年龄的增长，糖耐量减低。由于胰岛 B 细胞对葡萄糖的耐受性随着年龄增长而降低，因此，容易发生糖尿病。

4. 肾功能减退　老年人肾小球滤过率、有效血流量及肾小管吸收、排泄功能降低，尿浓缩和稀释功能差，容易发生高张性脱水、酸中毒和电解质紊乱。

5. 老年人机体功能减退，多存在心、肺、肾、内分泌等慢性疾病，代偿能力差，对补液的耐受性差，易并发休克和多器官功能衰竭。

6. 老年人机体组织衰退，生长能力减弱，创面愈合速度慢。

7. 老年人免疫功能下，抗感染能力差。

8. 皮肤结构与功能变化　老年人皮肤随着年龄的增长而变薄，皮肤的附属器如毛囊、汗腺及皮脂腺均衰退，对周围环境温度调节功能差。表皮细胞生长和增殖均较小儿、青壮年缓慢。老年人感觉迟钝、皮肤萎缩、皮下脂肪少，烧伤常易波及深部组织，甚至达肌肉、骨骼。

9. 对药物的吸收和排泄均与青壮年不同：在使用药物时要减少药物的剂量，延长给药的时间。

二十、老年人如何预防烧伤？

1. 加强老年人的生活照顾，老年人洗澡、洗脚应有人协助，帮助调好水温，并加强观察。

2. 老年人使用的取暖物品温度宜低。所使用热水温度、热水袋、电热毯温度不宜超过50℃。

3. 安全使用保健治疗仪，进行专业指导。

4. 加强老年人健康宣传教育，纠正不良嗜好。

二十一、老年人烧伤后有何重要性？

1. 死亡率高　据统计资料分析，老年烧伤死亡率等于年龄加上Ⅲ度烧伤面积。

2. 烧伤后休克发生率高　发生的时间比同等烧伤面积的青壮年早。

3. 烧伤后并发急性肾衰竭的发病率高　其原因可能是血容量锐减、代偿功能差和肾功能减退。

4. 易导致呼吸功能不全　在伤前患有慢性支气管炎和肺水肿的老年烧伤患者，在烧伤后休克期往往出现低氧血症和二氧化碳潴留。由于心功能和肾功能不全，对输液的耐受性差，易发生肺水肿，而且老年烧伤合并肺炎的发病率高，易导致呼吸功能不全。

5. 烧伤后心血管改变　血压随年龄增高，心率减慢。老年人烧伤后易引起心肌缺氧损害，有不完全束支传导阻滞、多发性室性期前收缩、心房颤动及全心或左心扩大等心电图变化。

6. 老年人消化功能减退 由于烧伤休克、阻滞缺氧、胃肠道血管痉挛，易发生急性胃溃疡出血，早期即可出现咖啡色呕吐物和柏油样便。

7. 老年人基础体温低 对周围环境温度和感染反应能力差，即使有明显感染也不表现相应高热。

8. 老年人烧伤创面愈合时间延长。

二十二、老年人烧伤的治疗原则是什么？

1. 液体复苏 烧伤后尽快液体复苏，以维持有效血容量和保证组织灌流。当烧伤面积＞10%或Ⅲ度烧伤面积＞5%应立即补液，有心、肺、肾功能障碍者应限制补液量。

2. 保持呼吸道通畅 老年人原有肺部疾病者，烧伤后易发生肺部并发症。特别要注意鉴别呼吸困难和肺部分泌物增多是由肺源性引起还是由输液引起。

3. 保护肾脏功能 尽量不使用对肾脏有损害的药物，如庆大霉素、卡那霉素等，如一定要使用时，应减少剂量和延长用药时间。同时严密监测尿常规和血肾功能指标，发现异常及时停药。

4. 保护心脏功能 休克、疼痛、缺氧后可引起心律失常，因此要预防休克、早期供氧、控制感染、减少疼痛的刺激，是保护心脏的主要措施。

5. 烧伤创面处理 创面以包扎疗法为主，深度烧伤时应根据老年人的耐受情况进行手术治疗。

二十三、老年人烧伤的护理是什么？

1. 加强病情观察 每30～60分钟巡回一次病房，对大面积烧伤患者，应使用床边监护仪进行监护。

2. 保持床单位的清洁、平整 根据病情给予气垫床，并经常改变体位，防止发生压疮，注意保护性约束，防止坠床。

3. 预防发生肺水肿 输液过程中要严格控制单位时间液体输入量，预防发生肺水肿，并根据以下指标进行调节。

（1）尿量：老年人尿量以维持在0.5～1ml（kg·h）为宜。如有血红蛋白尿时，输液量应适当增加。

（2）安静、神志清醒。

（3）脉搏：＞120次/分时，可能伴有严重休克。

（4）血压：原有高血压者，收缩压应维持在140mmHg；无高血压患者，应维持在90mmHg以上，脉压在20～30mmHg。

4. 饮食护理 给予易消化和质软的饮食，少量多餐，保持大便的通畅，根据大便的情况调节食物的结构和量。

5. 协助患者翻身、拍背 指导有效地咳嗽，防止并发肺部感染，注意保暖，保持室温在26～28℃。

6. 心理护理 关心、安慰患者，给予生活上照顾，尽可能满足其要求。做好对家属的解释工作，建议子女多来院探望，给予其精神上的支持。

二十四、老年人烧伤后易合并哪些疾病？

根据老年人机体的特点，烧伤易合并的疾病主要有：

1. 烧伤所致的休克、创面感染。

2. 烧伤后并发肺部感染、心力衰竭、肾衰竭、胰岛分泌功能变化、胃肠功能改变。

3. 压疮。烧伤后疼痛、行动不便、营养不良、局部血液循环差、皮下脂肪少、骨突处长时间受压，则可并发压疮。

4. 严重烧伤治愈后遗留的功能障碍。

二十五、老年人烧伤后补液的注意事项有哪些?

1. 老年人尿量以维持在 0.5～1ml（kg·h）为宜，并碱化尿液，以预防休克和急性肾衰竭。

2. 患者神志清楚，安静，表面血容量充足，烦躁不安、口渴，提示补液量不足。

3. 脉搏　如脉搏大于 120 次/分，可能伴有严重休克。

4. 原有高血压者，收缩压应维持在 140mmHg，无高血压者，应维持在 90mmHg 以上，脉压维持在 20～30mmHg.。

5. 血细胞比容　一般维持在 40%～42%。

6. 必要时测中心静脉压，以指导补液。

第十二章 烧伤创面的治疗及护理

一、什么是冷疗?

在烧伤后用冷水对创面淋洗、浸泡或冷敷,以减轻疼痛、阻止热力的继续损害及减少渗出和水肿,伤后越早进行越好。温度一般认为以 5~20℃为宜,可采用清水或自来水,持续时间应以冷源去除后不痛或稍痛为准,一般在 20~30 分钟,冷疗具有一定的机械清洗作用,因此创面较干净,一般可以不再予以清创。

二、冷疗的使用范围是什么?

冷疗适用于中小面积烧伤,特别是肢体和头面部烧伤,通常不适合大面积烧伤。大面积冷疗可使中心体温下降,给予机体冷刺激,不利于抗休克。

三、创面处理的主要目的是什么?

保护及清洁创面,减轻损害与疼痛,减少创面感染,促进创面愈合,减少瘢痕的形成,最大限度地恢复功能。同时可以减少渗出和热能丢失,以节制全身的消耗。

四、创面起水疱怎么办?

创面起水疱大小与烧伤的深度、部位有直接关系。深Ⅱ度烧伤损害表皮、真皮浅层和部分皮肤附属结构,受累处原有组织结构消失,发生凝固坏死,出现的水疱比较小,不需要处理。浅Ⅱ度烧伤损害表皮全层和真皮浅层,表皮和真皮分离,毛细血管通透性增加,渗出物积聚于其中,形成表皮下水疱,受损区皮肤越薄(如腹壁或四肢内侧),水疱就越大。水疱应尽量保留分离的表皮,它可保护创面,若水疱已破,疱皮皱缩,应将其剪除。小水疱无须处理,待自行吸收。大水疱(直径大于 1cm)可用注射器抽出疱液或在水疱低位剪一洞引流,疱皮应保留。水疱处理完毕后应保持创面干燥。

五、水疱皮为什么要保留?

1. 减少水分蒸发。
2. 减轻疼痛。
3. 不会因干燥使创面加深。
4. 保护创面不易被污染,也减少了细菌感染机会。

六、清创时的注意事项是什么?

1. 对于陷入创面的沙屑、煤渣等,不易移除时,可不必勉强移除。以免降低创面抗感染能力及再生能力。但在面部的皮内异生物在清创时应尽量去除,以免将来留下难以清除的痕迹。

2. 浅Ⅱ度的水疱皮一般不予移除,小水疱可以不予处理,大水疱可于低位处剪破引流。清洁水疱皮的保存可保护创面,减轻疼痛。如水疱已经污染、碎裂、脱落,应将其移除。如果化学物质烧伤,尤其是有毒物质,应立即将水疱皮去除。

3. 较深的深Ⅱ度创面及Ⅲ度创面的坏死表皮应该去除,如不清除,可加重感染。

4. 在创面的深度上不能确定时,最好不要在创面上涂抹有色的药物,以免对深度的辨认造成后果。

七、烧伤早期创面的处理原则是什么?

1. **Ⅰ度创面** 保持创面清洁,防止再损伤。

2. **Ⅱ度创面** 防止或减轻感染,促进其尽早愈合;深Ⅱ度创面还应注意保护残留的皮肤附件上皮组织,防止和减少瘢痕增生。

3. Ⅲ度创面 保持焦痂完整、干燥，控制创面感染，为早期切、削痂植皮或自然脱痂等处理创造有利条件。Ⅲ度烧伤一经形成肉芽创面，即需移植自体皮或异体皮片覆盖创面，以便根除创面感染，减少体液渗出，稳定内环境，减少患者的全身性消耗。

八、烧伤创面早期清创的时机及目的是什么？

1. 烧伤创面早期清创时机 中小面积烧伤无休克者，可立即清创。较大面积烧伤以抗休克治疗为主，待休克基本控制，全身情况允许时，即可进行创面清理。同时，清创时要在充分的镇痛、镇静和无菌条件下进行，操作要轻巧，绝不容许过分的刷洗，以免增加创面损伤或引起疼痛而导致或加重休克。

2. 早期清创的目的 清洁消毒创面，移除污物及致伤物质，减轻创面损害，防止感染，为预防并发症和促进创面愈合打好基础。

九、烧伤创面的护理措施是什么？

1. 首次清创不宜过长 病室先经紫外线消毒，保持室温在28～32℃。剔除创周毛发，剪短指（趾）甲，健康皮肤用温水擦洗。冬天，所用消毒液应事先加温至38～40℃。

2. 注意保护创面 创面上的污物，如粉尘、灰渣不易去除时，不必强行清除，以免加重创面损伤或引起剧痛而导致患者休克。但面部创面的异物应仔细清除，以免愈合后遗留外伤性纹身。

3. 尽量保留完整水疱皮，已污染、破碎、皱缩的水疱，易招致感染，应去除。

4. 创面不要涂有色药物，以免妨碍创面深度的识别。

十、深度焦痂切开减压术的适应证是什么？

凡颈、躯干、四肢Ⅲ度烧伤形成环形缩窄性焦痂，并出现下列症状之一者均要做焦痂切开减压术。

1. 肢体远端皮肤苍白或青紫，局部发凉。麻木，动脉（桡动脉、足背动脉）搏动消失者。

2. 肢体远端肿胀明显，毛细血管充盈缓慢，感觉迟钝或丧失者。

3. 颈、胸部焦痂患者出现非呼吸道受阻的烦躁不安和呼吸运动的减弱、缺氧者。

4. 胸部环形焦痂或焦痂超过腋中线者。

十一、深度焦痂切开减压术的操作方法是什么？

1. Ⅲ度焦痂已无神经感觉，因此一般无须麻醉，必要时应用哌替啶镇静止痛。常规碘酊、75%乙醇消毒，铺无菌巾。

2. 焦痂切开后，切口应向两侧延伸，以达到充分减压的目的，常规切至深筋膜，深筋膜下张力过高可将肌筋膜切开。

3. 四肢焦痂应沿肢体两侧外侧缘纵向切开，切口超过肘、腕、踝、膝关节。切开全部皮下组织大深筋膜以减少出血。

4. 躯干环形焦痂需沿侧中线腋前及肋弓下缘切开，使其彻底松解胸廓。

5. 部环形焦痂可与气管切开术同时进行，严重者应在颈两侧沿胸锁乳突肌走行再做纵行切开。

十二、深度焦痂切开减压术后的护理措施是什么？

1. 严密观察术后效果 切开减压有效时，肢体颜色可迅速改善，肿胀减轻，远端动脉搏动恢复，麻木感迅速消失，远端肢体的活动能力亦可改善。如果经切开后，情况未见改善，即应分析原因，首先应考虑切开是否彻底，是否够深。在肢体尤其要注意深静脉下张力。深静脉下压力过高，往往是引起焦痂需要切开减压的重要原因。焦痂切开后若有明显出血点，告知医师结扎止血。

2. 切口处创面必须用抗生素纱布或用碘仿纱布或异种皮及生物敷料覆盖。因为焦痂切开后切口会不断渗液使焦痂潮湿，有利于细菌生长，敞开的伤口又是细菌入侵的门户，增加了全身感染的机会。创面渗液多，应及时更换渗湿敷料，防止创面感染。

3. 术后应抬高患肢。

4. 大面积环状焦痂多处切开后，渗血、渗液多，可能会加重休克，应观察病情，并根据渗出情况向医生汇报，是否需要增加输血、输液量。

十三、烧伤创面是如何愈合的？

烧伤创面愈合过程包括炎症反应、细胞增生、创面的上皮化或瘢痕组织形成。浅Ⅱ度创面主要是靠表皮细胞的增殖、分化、迁移修复愈合的。深Ⅱ度烧伤创面在血管内皮内细胞和成纤维细胞增殖的基础上，依赖于创面中残存皮肤附件的上皮细胞迁延、增殖、分化封闭创面。Ⅲ度烧伤创面，面积小于 $4cm^2$ 或直径小于 1.5cm 的创面，可以靠创缘的表皮细胞增殖、迁移而修复；面积大于此范围的创面，则只能依靠自体皮移植来修复。

十四、影响创面难以愈合的主要因素有哪些？

1. 创面感染 感染可破坏组织，加大创面局部张力，引起创面延迟愈合。不良的局部血液循环，会影响创面修复所需要的营养和氧，且不利于坏死物质的吸收和运输。

2. 过早活动 邻近关节的伤口过早活动容易加重炎症，加剧局部肿胀，影响供血，而且新生肉芽组织非常脆弱，牵扯易致损伤出血。

3. 营养因素 创面修复所需的主要营养物质有蛋白质、维生素、微量元素。创面后全身组织处于分解状态，会造成机体蛋白质缺乏，影响胶原合成，延缓伤口愈合。维生素 A 有助于胶原合成、上皮再生及血管形成。维生素 E 可用于修复瘢痕。维生素 B_1 可增强创面强度。维生素 B_2 具有促进新陈代谢的作用。与创伤愈合有关的微量元素主要有锌、铜、铁等。当蛋白从尿中丢失时，锌也可随之丢失。故在创伤或手术后，补锌十分必要。

4. 疾病因素 糖尿病患者血糖高直接导致胶原合成减少，且影响组织愈合。此外，糖尿病患者因血管病理改变，使伤口感染的危险性增加。尿毒症患者伤口不易愈合，可能在于全身性营养不良、伤口低血容量和氧供量不足。

5. 药物因素 化疗药物可减少骨髓中的细胞成分，延缓伤口正常愈合。抗肿瘤药物可抑制代谢，外源性肾上腺皮质激素会抑制伤口早期的炎症反应。

6. 其他因素 创伤患者随着年龄增长，愈合延迟；患者的肥胖程度也可影响修复。此外，由于吸烟者血液循环中一氧化碳含量增加，而一氧化碳与血红蛋白的结合降低了氧的释放，故吸烟也可影响创面修复。

7. 心理、精神因素 社会、职业不稳定及精神、情绪、焦虑等因素，通过对患者神经内分泌免疫功能的影响，也会影响其创伤愈合过程。

十五、烧伤后为什么有些患者血糖会升高？

大面积烧伤或重度烧伤后的患者，由于皮肤破损或创面感染，以及使用促进皮片生长的生长激素等药物，血浆中糖皮质激素水平明显升高，导致一过性血糖升高。随着感染的控制、创面的愈合，血糖会恢复到正常水平。

十六、血糖升高就一定是糖尿病吗？

烧伤后血糖升高不能诊断为糖尿病，因为血糖升高是机体的应激反应，因此还要根据患者其他临床表现和实验室检查的阳性结果才能加以诊断，而血糖一项化验指标增高，不足以诊断为糖尿病。

十七、真菌感染的创面脓毒症护理是什么？

1. 保持环境干燥，相对湿度在 18%～28%，必要时可用去湿机。

2. 保持创面干燥，定时翻身，避免一侧长期受压，应用热风机保持受压创面干燥，包扎敷料。如有渗出或被污染及时更换。如创面有真菌斑，可用 2%碘酊擦创面。

3. 口腔内如有白念珠菌感染，要加强口腔护理，可用 1：1000 链霉素作口腔喷雾。

4. 痰培养有真菌者，可用两性霉素 B 作雾化吸入。

十八、什么是烧伤创面脓毒症？

临床上表现为非烧伤的健康组织严重红、肿、热、痛、功能障碍（蜂窝织炎），被侵犯组织每克组织菌量超过 10 万，由于大量的细菌毒素或组织毒素的吸收，全身出现严重的感染症状，导致伤员死亡，但血培养不一定能发现细菌，这种情况称烧伤创面脓毒症。

十九、烧伤创面做细菌培养采集标本的注意事项有哪些？

1. 采集标本时，应提前关闭门窗，禁止人员流动，防止尘土飞扬。

2. 应准备需氧或厌氧培养基，也可用带塞的无菌干燥玻璃管，培养容器上要有标签，注明患者科室、床号、姓名、标本名称、送检时间等。

3. 取标本前勿在伤口或创面上涂消毒液或药物，整个操作过程要严格遵循无菌原则。

4. 应用无菌钳夹无菌棉球或戴无菌手套取无菌棉签，以旋转方式蘸取伤口或创面的分泌物后插入培养基或培养管内。做厌氧培养时，须将棉棒深入伤口内部蘸取或用空针抽取分泌物注入培养基，以免受氧气影响。

5. 取完标本应处理好创面，标本立即送检。

二十、烧伤后换药多长时间一次合适？

首次更换敷料的时间依不同情况而定。创面包扎后数小时有的可见渗液湿透敷料，如部分浸透，可在局部加棉垫继续加压包扎；如浸湿范围大或被大小便污染，则需要立即去除全部敷料，重新用纱布和棉垫包扎。若内层敷料干燥、无异味，不需要揭掉内层纱布，更换外层敷料即可。包扎过程中若出现体温和白细胞升高，疼痛加重，或通过敷料可嗅到创面有异味，表明创面出现感染，应立即更换敷料。之后可根据创面分泌物的多少决定换药时间。

二十一、创面包扎的目的是什么？

固定、制动、便于转送和护理。使用于肢体烧伤、小儿或躁动不合作的患者，四肢供皮区和受皮区皮片的固定亦可用此法。

二十二、包扎疗法的护理措施是什么？

1. 包扎范围超出创面边缘，各层敷料要铺平，包扎压力要均匀，松紧适当。包扎肢体时，应从远端开始，以防肢体远端肿胀，指（趾）末节须外露，便于观察末梢循环。

2. 四肢关节部位的包扎，应注意固定于功能位，指（趾）间用油质敷料隔开，防止形成并指畸形。

3. 保持外敷料干燥、清洁，烧伤早期渗液多，包扎敷料应相对厚些；渗出少时，敷料应相对薄些，如有渗出应及时更换。

4. 定时翻身或协助患者更换体位，使包扎的创面因长期受压，影响局部蒸发，而致敷料湿透，引起感染。

5. 被包扎的肢体应抬高以促进静脉与淋巴的回流，减轻局部肿胀。抬高时应在体位制动下放置海绵垫，防止压疮发生。

二十三、包扎时如何保持各关节的功能位？

膝关节伸 150°，踝关节背屈 90°，腕关节在水平位。手包扎时不能采用通常的功能位，应保持拇指外展对掌，掌指关节屈曲 80°，各指间关节伸直。

二十四、包扎疗法的注意事项有哪些?

1. 包扎后,应注意包扎肢体肢端的末梢循环,有无青紫、发凉、麻木、疼痛、肿胀等。

2. 敷料有外渗时,应即刻通知医生添加消毒敷料或更换外敷料,敷料潮湿或有臭味,疼痛增剧或伴有高热等中毒症状,及时更换。

3. 如大腿根部包扎敷料应注意勿被大小便污染,两下肢应尽量分开。

4. 炎热季节,包扎敷料不宜过厚,必要时采用降温措施,防止中暑。寒冷季节,更换敷料时要注意保暖,防止受凉。

二十五、什么是暴露疗法? 暴露疗法适用于什么创面?

暴露疗法是将烧伤创面暴露于干热空气中,不用敷料覆盖或包扎,使创面的渗液及坏死组织干燥结痂,以暂时保护创面。要求环境清洁,温度、干热,室温 30～32℃,相对湿度 40%。

暴露疗法适用于头面部、颈部、臀部、会阴部等不便于包扎的创面。

二十六、暴露疗法的护理措施是什么?

1. 保持室温 30～32℃,勿使受冷,一般湿度以 40% 为宜,必要时可用红外线照射取暖。

2. 接触创面时注意无菌操作,注意使创面充分暴露,防止长时间受压,勤翻身,勤更换体位。对环形烧伤患者必要时用翻身床,定时翻身交替暴露胸腹、背臀部的创面。

3. 保持创面干燥,促使焦痂形成,保持焦痂完整。有渗液时可用无菌吸水敷料或棉签吸干,有真菌感染时应随时用棉签拭去。对于已经溶解的焦痂,应及时剪除,予以引流,肉芽组织创面不宜暴露,应用液状石蜡纱布覆盖或改用包扎。

4. 必要时肢体约束,防止患者抓破创面。

5. 已结痂的部位,勿使过度活动,以防止痂皮破裂出血。

6. 发现痂下积脓,应及时处理。

二十七、什么是半暴露疗法?

半暴露疗法是指将一单层油纱布或含有各种抗生素的油纱布依创面形状剪成相应大小,紧贴在创面上,任其暴露变干的方法。

二十八、创面行半暴露疗法的目的是什么?

帮助深Ⅱ度创面结痂或固定植皮创面上的皮片,也用于保护供皮区。

二十九、创面行半暴露疗法的护理措施是什么?

纱布和创面必须紧贴无空隙,以免脓液积聚于间隙中,如有积脓,用尖头剪刀在纱布上剪数个小孔探查,有脓液时应更换纱布或改用其他方法。

三十、半暴露疗法的注意事项有哪些?

1. 采用半暴露疗法时需创面坏死组织基本脱尽才可施行。有坏死组织残留如采用半暴露疗法,纱布变干不利于引流脓液,容易引起感染。

2. 采用半暴露疗法纱布必须紧贴于创面,不能有空隙,以免积脓。

3. 经常检查干燥的纱布下方有无积脓,如有较多脓液积存需及时更换纱布。创面感染严重时,需改用湿敷换药。

4. 供皮区创面采用半暴露疗法时,须去除外层敷料,仅留 1 层油纱,以免凝血块与多层纱布黏结后在创面愈合过程中磨破新生表皮而影响愈合。

5. 与深Ⅱ度创面黏附紧密的纱布,如无积脓感染,无须强行揭除,待创面愈合后即可自行脱落。

三十一、创面湿敷的目的是什么?

清除渗出物、脓痂、坏死组织,减轻感染,加速脱痂,使用于脓液较多行暴露疗法后形成脓痂的创面即准备植皮的肉芽创面。

三十二、湿敷的护理注意事项有哪些？

1. 在焦痂或痂皮未分离时，忌大面积使用，以免焦痂浸渍、软化又不能从创面脱下。
2. 感染较重，每日应湿敷 2～4 次。感染控制后如为Ⅱ度创面，可改用半暴露疗法。
3. 肉芽创面不宜太长时间使用湿敷，以免肉芽创面水肿苍老，一般术前 1～2 日使用即可。
4. 水肿肉芽创面可用 3%高渗盐水清洁染创面，需根据创面脓性渗出液性质、细菌及药敏试验结果选用抗生素溶液。
5. 采用抗生素溶液湿敷时，在创面上覆盖 1～2 层浸有药液的纱布即可。

三十三、湿敷的作用是什么？

可使创面上的脓液、脓痂、坏死组织等得以引流与清创，多用于肉芽创面植皮前的准备，加速创面清洁。同时也可加速脱痂，促进焦痂分离。

三十四、湿敷的适应证是什么？

适用于脓液较多的创面和肉芽创面植皮前的准备。铜绿甲单胞菌感染或坏死组织多的创面，禁忌采用湿敷。

三十五、创面湿敷如何护理？

1. 根据感染的程度，决定换药次数。感染严重，脓液多时，每天应更换 2～4 次；感染可控制，脓液少时则可减少换药次数。
2. 肢体头面部湿敷时应用绷带固定，以免湿敷纱布滑脱，并应使湿敷的纱布紧贴创面，以利于引流。

三十六、烧伤患者选择外用药时应注意什么？

1. 根据创面情况，有无感染，有无水肿、出血，创面深度等进行选择。
2. 烧伤后应到烧伤专科医院就诊，在专业医师指导下用药，不可盲目用药，以免延误治疗。
3. 应了解药物使用剂量、方法、注意事项和不良反应等。
4. 掌握药物应用时机。
5. 不能单纯依赖外用药，应该是彻底清洁创面，及时清除创面分泌物和坏死组织。

三十七、磺胺嘧啶银的作用是什么？

主要用于预防和治疗创面感染，除控制感染外，还可以促使创面干燥、结痂和促进创面愈合。

三十八、使用磺胺嘧啶银时应注意什么？

1. 孕妇、新生儿慎用。
2. 磺胺类过敏可能导致剥脱性皮炎等严重并发症。
3. 换药前应向患者说明，疼痛并不是由药物引起，该药本身不会引起疼痛，疼痛是由换药引起的。
4. 应用氯己定消毒清洁创面，清洁创面时需注意不要用暴力擦洗。清洁窗面前应提倡应用止痛药。
5. 磺胺嘧啶银有效浓度为 1%，应将磺胺嘧啶银均匀涂抹于创面上。
6. 用药后应详细向患者说明用药反应，如果创面疼痛加剧或有皮疹出现，应首先考虑药物过敏。如诊断确切，应立即将药物去除，并用 0.9%生理盐水清洗至没有药物痕迹，并加用抗过敏药及对症处理。

三十九、什么是脱痂疗法？

脱痂疗法是深度烧伤创面的处理方法之一，系待焦痂或痂皮已溶解，坏死组织与创面基底部的肉芽面趋于分离，仅有少许纤维附带着时，从焦痂的边缘开始，在其深部将纤维束蒂切断，逐步清除焦痂或痂皮的方法。

四十、脱痂疗法适用于哪些患者？

1. 深Ⅱ度或Ⅲ度烧伤创面的患者。
2. 散在的非功能部位的深度创面的患者。
3. 焦痂已经糜烂，开始溶解，失去了切（削）痂或拔痂时机的患者。

四十一、脱痂疗法的注意事项是什么？

1. 在未分离前，尽可能保持焦痂（痂皮）完整、干燥，避免受压潮湿。
2. 由于脱痂疗法病程长，感染发生的概率大，患者应有充足的心理准备。
3. 脱痂疗法的患者可采用全身浸浴或局部创面浸泡，以起到清洁创面、促进痂下愈合的作用。
4. 脱痂疗法愈合后的创面要及时戴弹力套，防止瘢痕增生。

四十二、什么是切痂疗法？

切痂疗法是烧伤治疗，特别是大面积烧伤和深度烧伤治疗常用的必不可少的重要措施，是应用外科手术方法，将烧伤皮肤及皮下脂肪等坏死组织切除直至正常组织，并立即移植自体皮或自、异体皮（异种皮）混植，以达到封闭创面的目的。

四十三、切痂疗法的适应证是什么？

1. Ⅲ度烧伤不论面积大小，只要是病情允许和具备手术条件的患者。
2. 关节功能部位的中、小面积Ⅲ度烧伤，宜早期手术，如手背部、腋窝、肘部、腕部、腘窝、踝部。
3. 引起脓毒血症的感染创面。
4. 特殊原因烧伤，如无机磷、铬酸等化学烧伤，难以清除致伤物质，防止致伤的化学物质从创面吸收，从而减轻烧伤的程度和全身中毒症状。

四十四、切痂疗法的禁忌证是什么？

1. 有出血倾向的患者，因为患者凝血机制不完善，在切痂过程中易出现大出血。
2. 引起脓毒血症的感染病灶不明确，同时创面广泛，不易一次将可疑病灶切除者。
3. 多器官功能衰竭患者，即烧伤合并有3个以上重要器官功能衰竭的患者。
4. 血容量不足，出现休克的患者。
5. 严重的水电解质平衡失调，酸碱紊乱。

四十五、什么是削痂疗法？

削痂疗法是在烧伤早期应用特殊器械进行烧伤手术，将深度烧伤的坏死组织削除，达到真皮层并保留部分有生机的真皮，使创面成为健康或近乎健康的创面，然后用皮片覆盖或敷料包扎，达到封闭创面的目的。

四十六、削痂疗法的适应证及禁忌证是什么？

削痂疗法主要是用于治疗深Ⅱ度烧伤创面，一般不用于Ⅲ度烧伤创面治疗。多用于肢体外侧、躯干背面等皮肤较厚部位的深Ⅱ度烧伤。禁用于清除感染灶。

四十七、烧伤后残余创面如何预防？

1. 注意保持正常皮肤和新愈皮肤的清洁，避免未愈合创面脓性分泌物污染。
2. 深度创面愈合后，应立即用弹性织物压迫，再进行功能锻炼。尤其是下肢未经绑缠弹性织物即下地活动，新愈创面容易起水疱破溃而感染，致残余创面形成。

3. 供皮区或深度烧伤创面，在愈合或瘢痕形成过程中，常出现痒感，经常搔抓、敲击易致皮肤破溃感染。

4. 患者床铺保持洁净、平整，搬动时注意保护新愈创面，勿使其擦破。

5. 换药时，禁强行撕去已愈创面上覆盖的痂屑，以防撕脱新生上皮形成创面。

6. 尽量避免在新愈创面上输液，以免引起组织内渗而致水疱形成和表皮坏死。

7. 肢体创面初愈合时，不宜强力作被动活动，以免关节周围起水疱。

四十八、什么患者需要使用翻身床？

对于大面积烧伤，自动与被动更换体位均有困难的患者，在条件允许的情况下，最好使用翻身床治疗，可以充分暴露，促进创面干燥，避免长期受压。

四十九、如何使用翻身床？

1. 了解翻身床的结构。

2. 铺垫翻身床，无论仰卧或俯卧均应按上下两部分铺垫，铺垫时中间留出会阴部分，以便于在翻身床上大小便。

3. 放置床片，床片的便孔应对好伤员的会阴部，俯卧位注意头部位置，勿使双眼受压。

4. 旋紧床片固定螺丝，使上下床片合拢。

5. 用护带将伤员固定，压力适宜。

6. 移除翻身床的附件及杂物、便盆、便壶等，特别要检查输液器的放置位置，以免妨碍翻身。

7. 放开撑脚，拔去安全弹簧插销，由一人于床中间或两人于两侧床端均匀转动翻身床轴180° 即可。

8. 翻身后应立即插入安全弹簧，固定撑脚后，方可拧松床片螺丝，去除护带、床片及敷料等。

五十、使用翻身床的注意事项有哪些？

1. 首次翻身需介绍翻身的程序及可能出现的不适感觉，解除顾虑，并说明翻身对烧伤治疗的必要性。

2. 翻身前检查所有部件，确保其灵活、牢固和安全。

3. 翻身前测心率、呼吸，观察病情变化，危重伤员应备急救药物。

4. 首次翻身时间不宜过长，以 0.5～1 小时为宜，面颈部肿胀严重者，俯卧时间宜短，以 20 分钟为宜。

5. 骨突处予纱垫空开，足背部勿受压，可在胫骨前缘放置海绵垫一块，足部用挡脚板支撑，保持 90° 位置，防止足下垂。

6. 在烧伤休克期及心血管系统不稳定、呼吸道障碍者不宜翻身。

7. 有气管切开者，翻身前应检查气道是否通畅，系带是否牢固，翻身前后要先吸痰。

8. 有输液者，床片安好后，先将输液瓶从上面床片上放置于对侧，转动的方向应由原输液瓶侧向上转向对方。

9. 翻身速度不宜过快，防止发生意外。

10. 有留置导尿的患者，将引流管延长从床脚转盘的中央孔穿出接于尿瓶。

五十一、悬浮床有哪些优越性？

悬浮床是由鼓风机产生的压缩空气穿过扩散器，进入硅胶沙粒中间，当气流速度达 60cm/s 时，每个硅胶沙粒就可悬浮于空气中，气流始终流通，其温度可调。突出优点如下：

1. 卧于悬浮床上有漂浮感，身体各部位受力均匀，不必翻身，可避免压疮发生。

2. 干燥的热气促进创面干燥。

3. 床温可调至恒定的理想环境，有利于减轻烧伤患者高代谢反应。

4. 由于气流作用，使创面保持干燥，不利于细菌生长，有明显的抑菌作用。

五十二、烧伤后哪些患者需要卧悬浮床？卧悬浮床应注意什么？

悬浮床适用于各类烧伤患者，尤其适用于昏迷、大面积烧伤及背、双下肢及臀部烧伤患者。

为保证悬浮床在运用过程中发挥其性能，应注意以下几点：

1. 床上敷料厚薄适度　一般铺垫床单和无菌纱垫即可。过厚，影响热气流通过，延缓创面干燥；过薄，患者的创面渗液、尿液等会渗入床体内硅胶沙粒之间造成结块，而影响正常悬浮。

2. 控制室内温度在 28～32℃，湿度在 40%～50%　室温过高，悬浮床热系统出现紊乱；湿度过大，悬浮床内小颗粒会潮解成块而不悬浮。

3. 保持悬浮床的清洁　经常更换床单及纱垫，避免渗出液或大小便污染，对卧床时间长的患者，应在患者手术或做检查时进行及时的清洁工作。

4. 使用后的终末处理　每个患者用后要及时提取筛网，过滤硅胶沙粒，并清洁过滤床罩，保持悬浮床的正常功能。

五十三、使用烧伤红外线治疗仪的注意事项有哪些？

1. 照射部位必须裸露。

2. 照射面部时闭上眼睛或戴眼罩，以免眼角干燥。

3. 切忌将导电体或其他物品插入防护网罩及机壳上的任何孔、缝隙处。

4. 切勿在使用仪器时用棉被或其他衣物等覆盖仪器，以免湿度过高发生意外。

5. 切勿用手接触正在工作的仪器的网罩及机壳上的其他金属件，以免灼伤。

6. 使用环境无易燃、易爆气体和高粉尘。

7. 仪器受潮后，请确保干燥后再通电使用。

8. 仪器工作时切勿清洁、消毒。

五十四、浸浴疗法的适应证及禁忌证？

1. 适应证　适用于任何感染创面，烧伤创面植皮前及供皮区的术前准备，治疗后期的残余创面。

2. 禁忌证　大面积烧伤早期，一般伤后 2 周内应保持创面干燥，不宜浸浴，以免焦痂软化使感染扩散。已出现创面脓毒症或败血症者、月经期或有严重感染者、有心肺疾病及全身情况较差者，不宜浸浴。

五十五、浸浴疗法的注意事项有哪些？

1. 首次浸浴应向患者解释，以取得患者的配合。

2. 起吊及出浴时注意安全。

3. 浸浴中，如出现面色苍白、心慌、出冷汗、脉细弱等虚脱现象，应立即停止浸浴。

4. 颜面、头部烧伤患者，应先清洗颜面，再清洗躯干、肢体、会阴、肛周，有气管切开患者应防止污水流入气管引起呛咳及肺部感染。

5. 先清洗无痂创面，再剪除部分分离的焦痂。

6. 供皮区内层敷料或油纱与创面粘贴紧密时，在水中不要强行揭除。

7. 注意保暖，浸浴时注意室温，浸浴后迅速用干纱布拭干，防止受凉。

8. 有静脉输液时，应妥善保护局部，防止污水浸湿。

9. 浸浴后可行半暴露，用烤灯烤干。

五十六、浸浴的作用有哪些？

1. 可以比较彻底地清除创面脓液或疏松的脓痂和坏死组织。

2. 可减少创面的细菌与毒素。

3. 可使痂皮或焦痂软化，促进分离，便于剪痂，有利于引流焦痂下脓液。

4. 可控制感染，促使严重烧伤后期残留的顽固小创面愈合。

5. 因浸浴后敷料去除容易，可减少患者换药时的疼痛。

6. 患者可在水中活动，促进循环、改善功能。

五十七、如何选择烧伤敷料？

1. 维持创面湿润、透气并保持温度，为创面愈合提供良好的微循环，促进创面愈合。

2. 能有效去除或吸收异味。

3. 和皮肤相近的酸碱度，以减轻疼痛，减轻应用敷料和更换敷料时的不适。

4. 预防或抗感染，促进创面血管床血流，防止细菌穿透并不破坏创面自然防御体系。

5. 吸收渗出，容易去除或者能够吸收过量渗出或其他创面细胞毒性物质，透明性敷料可使医生直接观察创面愈合情况，减少换药次数。易消毒保存，便于应用。

6. 敷料具有大小不同尺寸，质地柔软，可随体形覆盖创面，具有可塑性及柔顺性，厚度适中。有韧性，不因缝合牵拉而碎裂。

五十八、如何护理自体皮、异体（种）皮移植后创面？

1. 密切观察出血的情况 切削痂后的创面和植皮区创面的护理与手术过程和手术后观察密切相关，如手术过程中止血不彻底、敷料包扎不紧、压力不均等均可引起皮下淤血。

2. 术后创面观察有无积血、积液 一般在手术后 2～3 天行第一次换药，自体皮移植后可见皮片有透明感，如有积血和积液则可见皮片下有瘀斑，皮片高出创面；如有积液，则呈水疱样变化。

3. 要防止移植物或生物敷料移位 手术时皮片已经过较为可靠的固定，但换药时拆移或更换敷料时会造成皮片移位。

4. 注意肢体末端的血液循环 抬高患者肢体（应高于心脏水平）以减轻局部充血，保证肢体回来通畅。

5. 面部植皮术后为防止皮片的移动，常给予包扎固定制动。床旁应备吸引器，以防体位限制，呕吐时造成误吸。

6. 术后体位活动。

7. 躯干手术者应注意有无因包扎过紧而影响呼吸。

8. 下腹部手术后要鼓励患者排尿，避免因术后疼痛而影响排尿，导致尿潴留。

9. 保持外敷料的清洁干燥，勿被渗液或大小便污染，小儿特别注意防止大小便或食物污染创面。

五十九、自体皮、异体（种）皮移植后创面出血如何处理？

术后一般采用包扎疗法，压力均匀，不使皮片移动，移植的皮片越厚，其要求越高。注意防止皮片或生物敷料下积液或积血，术后经常观察手术部位外敷料有无渗血，如有可用笔在渗血部位做记号，如渗血范围扩大，应及时检查创面，予以止血，防止发生出血过多引起休克。

六十、自体皮、异体（种）皮移植后创面积血、积液如何处理？

处理时可在低位开窗，用浸湿生理盐水的消毒纱布，由四周向开窗处轻轻按压，去除积液和积血。如果血块或渗出液形成凝块，则用镊子将血块或凝块钳出，注意不要扩大创伤。在处理积血和积液及凝块后，创面需加压包扎，以防再次出现凝块或积血、积液。

六十一、什么是植皮手术？

植皮手术又称皮片移植术，就是通过手术的方法，切取皮肤的部分厚片或全层厚片，完全与身体分离，移植到另一处，重新建立血液循环，并继续保持皮肤功能，以达到整形修复的目的。创面植皮术对救治烧伤患者及早封闭创面，起着举足轻重的作用。

六十二、植皮手术失败的常见原因有哪些？

1. 感染　感染是植皮失败最常见的原因，常因创面发生侵袭性感染或急性蜂窝织炎，全身用药或局部处理不当而发生。

2. 出血　植皮区的出血易形成皮片下血肿，影响到皮片与创面基底的血液循环，从而引起皮片坏死。

3. 皮片移动　在生长期内，皮片如有移动，新生的血管遭到破坏而断裂，皮片因不能及时获得营养而坏死。

4. 皮片压力不当　皮片上压力一般以维持在 $3.99\sim6.65kPa$ 为宜，如压力过大，则影响新生血管向皮片生长；压力过小，会造成皮片与创面接触不紧而产生无效腔，两者均可由于缺乏血运而导致皮片坏死。

5. 全身状况不良　在大面积严重烧伤的救治中，植皮手术前患者的全身状况好坏对植皮成败与效果有重要作用，如贫血、低血浆蛋白等，均可引起植皮的失败。

6. 清创不彻底　如切、削痂手术切除坏死组织不彻底，或自然脱痂的创面不干净，仍残留部分坏死组织等状况，均可使皮片移植失败。

7. 皮片质量　尤其是异体皮的质量尤为关键。异体皮的活力高低、取材的时间及在消毒液中浸泡时间的长短，均直接影响皮片的成活。另外，自体皮片最好是现取现用，一般在冰箱内存放时间越长（超过 4 天），皮片成活率越低。

六十三、移植皮片是怎样成活的？

皮片移植的创面，与创面渗出的血浆纤维蛋白黏附，并从中获取营养。移植后 3～5 天皮片的毛细血管与创面的毛细血管互相吻合，建立新的真皮下毛细血管网，随后移植皮片内原有的部分毛细血管开始退变，细胞萎缩，皮片出现变薄水肿现象，这些现象持续 3～4 天后逐渐消失，皮片色泽转红，说明皮片血流循环已建立。一般情况，术后 6～8 天，皮片中成活的表皮细胞开始增生变厚与创面纤维性愈合，术后 10～14 天皮片完全生长在创面上，移植皮片成活。在皮片成活的过程中，创面渗出液体所含的中性粒细胞、淋巴细胞和巨噬细胞发挥其吞噬和溶解作用，清除皮片下异物、细菌和凝血块，参与并促进了皮片的成活。

六十四、烧伤手术后为什么要备皮？

备皮的概念其实很简单，即剔除手术区及边缘皮肤的毛发，用肥皂水等进行清洁，使之达到清洁的目的。

备皮的目的就是预防感染。因为在皮肤表面和皮肤的附属结构，如毛囊、皮脂腺、汗腺内，存有无数的细菌，皮脂腺和汗腺在分泌皮脂和汗液的同时，将藏在其内的细菌，不断地排到皮肤的表面来。而藏在人体皮肤内的细菌，肉眼是看不到的。当手术切开皮肤时，这些细菌乘机进入人体组织内潜伏或生长繁殖，致使感染发生，伤口化脓，导致手术失败。因此，手术前的备皮是很重要的，应予以高度重视。

六十五、植皮术后多久可以下床活动？

根据手术部位，决定术后下床时间。一般下肢植皮术后患者应卧床休息，减少活动。皮片移植后，创面毛细血管开始扩张，血浆渗出，皮片以此为营养，维持 24～48 小时；术后 48 小时左右，创面新生毛细血管，开始逐渐侵入皮片内；到植皮后 4～5 天，皮片与创面出现纤维粘连；1 周后，可建立良好的血液循环；一般在 10 天左右，皮片已完全生长在创面上。所以下肢植皮术后，应抬高患肢、制动，术后 10～14 天方可下床活动并戴弹力套。术后过早下床活动，会由于下肢肌肉的伸缩，使皮片移动引起创面出血，形成皮下血肿；易使新生的血管断裂破坏，皮片不能及时获得营养而坏死；再者，下床过早还可使术区敷料松脱致使压力不均，使皮片与创面接触不严产生无效腔，也同样会因皮片缺乏营养而坏死。而上肢、躯干或面颈部一些小手术的患者，在手术后 3～5 天即可适当下床活动。

六十六、自体皮、异体（种）皮移植后如何进行活动？

1. 下肢植皮的患者，特别是腘窝部手术，应卧床休息 10～14 天，待皮片完全生长愈合后，方可活动进行功能锻炼，开始下床时手术部位应用弹力绷带包扎，以免下肢充血。

2. 腋窝瘢痕切除游离植皮上臂固定时应外展超过 90℃，拆线后如皮片生长良好，应鼓励患者早期进行功能锻炼，使肩关节恢复正常的活动。

3. 对于下颌及颈部手术，应保持过伸位，注意预防枕后发生压疮。

4. 耳部手术者睡觉时应采取手术对侧位，防止受压和影响血运。

六十七、供皮区创面怎么护理？

1. 供皮区一般采用包扎或半暴露疗法，包扎疗法时一般在术后 2 周后更换敷料，如取皮厚度不超过 0.2mm，如无感染，2 周左右可愈合。

2. 发现有渗血、异味、疼痛，应及时打开敷料检查，保持外敷料的清洁。

3. 采用半暴露疗法可用红外线灯照射以促进干燥，但温度不宜超过 50℃，应该距离创面 35～45cm。

4. 有渗血、渗液时，应随时用消毒的纱布吸干。半暴露创面未愈合前切忌更换贴于供皮区的纱布，以免出血和感染。

5. 许多新型封闭性敷料抗感染能力比较差，因此采用封闭性敷料覆盖创面时应观察有无渗液、渗血，一旦发现应及时更换。

六十八、头皮撕脱伤再植术后的护理措施是什么？

1. 术后采取坐位，有利于静脉回流，减少肿胀，防止头皮受压迫。

2. 严密观察术后伤口渗血情况及头皮色泽。

3. 术后常规使用抗感染、抗血管痉挛、扩容、促进神经恢复等药物，并及时观察患者用药后的反应。

4. 加强镇痛护理，术后 3～5 天常规使用止痛药，消除患者紧张情绪，减轻心理压力。

5. 鼓励患者进高热量、高蛋白、高维生素饮食。

6. 病房每日紫外线消毒，将室温保持在 23～25℃。

六十九、为什么头皮是良好的供皮源？

1. 头皮的毛囊多而密，毛球深、汗腺、皮脂腺及血管丰富，且生长能力强，取皮后 5～7 天即能愈合。

2. 可以反复取用，取皮时因仅取头皮表层，皮片很薄，未破坏毛发根部，故很快愈合。一般可取十余次或数十次。

3. 头皮的解剖生理特点决定取皮后不影响毛发生长，无瘢痕增生、皮肤痛痒。

第十三章 特殊原因烧伤的治疗及护理

一、化学烧伤有什么特点？

化学性刺激物质、腐蚀性物质与人体皮肤黏膜接触后致使组织破坏者，称化学烧伤。化学烧伤的临床特点：

1. 化学烧伤损伤的程度取决于化学物质的性质、剂量、浓度、穿透性。接触皮肤的范围和时间及有效的急救措施是否及时等。

2. 局部损害因化学物质的性质而异。

3. 化学烧伤后局部皮肤可表现出变色、软痂、皮革样。某些化学物质（如强酸、强碱、氨水等）的损伤以剧烈疼痛为其特征。

4. 某些化学物质可经创面、皮肤、黏膜、呼吸道、消化道等吸收，造成全身中毒，增加救治难度。

二、为什么碱烧伤比酸烧伤的创面更深，损伤程度更重？

酸能使皮肤发生蛋白凝固和组织脱水性坏死，形成一层痂壳，构成防止酸类物质继续入侵损害的防线。而碱性物质除具有蛋白变性和组织脱水作用外，还有"皂化"脂肪的作用，故损伤较重而深。但有许多腐蚀性较强的酸，如氢氟酸、铬酸等，所造成的损伤程度较重，尚可深达骨质。

三、化学烧伤致伤机制是什么？

它们致使蛋白质沉淀、细胞脱水、脂肪皂化和组织液化。酸和碱在溶解稀释或中和时，均可释放出大量热能而进一步加重损害。无机磷、黄磷在 34℃室温中被氧化产生 1000～1200℃的高温，同时遇水蒸气形成磷酸和次磷酸，故除自然火焰烧伤外，还可因形成酸性物质而被烧伤，并可同时伴有吸收中毒。另外，苯类有机化学物质，如苯、苯胺及硝基苯类也可导致烧伤，还可伴有吸收中毒。

四、判断化学烧伤的深度要注意什么？

临床上化学烧伤的深度判断不能单凭颜色，因为化学烧伤的局部有时可呈红色，常被认为表浅烧伤，但实际上全层皮肤已遭损害，甚至累及皮下组织。所以深度的判断还要重视其硬度、痛觉和受伤时情况的指标，予以全面考虑和判断。

五、引起全身中毒的化学物质有哪些？

无机磷除引起局部深度烧伤外，还可引起肝、肾功能损害和神经的机能紊乱及并发症。铬烧伤因 6 价 Cr 而引起消化道出血、溶血和肝、肾功能损害。苯胺、硝基苯和硝基氯苯烧伤，可引起高铁血红蛋白血症、溶血和肝功能损害。甲酸可引起代谢性中毒、血管内溶血和血红蛋白尿。环氧乙烷是神经抑制剂和细胞原浆毒，可引起心动过缓、心律不齐、肝昏迷或肺水肿。

六、哪些化学物质可以进行中和处理？

化学烧伤可按化学物质的理化特性，可以进行中和处理。例如，硫酸、硝酸可用碳酸氢钠溶液。苯酚用 10%乙烯酒精或甘油，铬酸用亚硝酸钠，氢氟酸用皮下或动脉内注射 10%葡萄糖酸钙；氢氧化钠（钾），用弱乙酸或 3%硼酸溶液进行中和。

七、该如何处理化学物质中毒？

发生中毒时，为使毒物尽快排出体外，以减少危害，一般可静脉补液和使用利尿剂，以加速毒物从尿中排出。苯胺或硝基苯中毒所引起的严重高铁血红蛋白血症，除给氧外，可酌情输入新鲜血液，以改善缺氧状态。有些毒性物质自创面吸收，可很快致死，因此光靠冲洗、中和是不够的，应争取时间果断切除Ⅲ度焦痂，切削深Ⅱ度创面以中断毒物吸收。

八、怎么判断酸烧伤的深度？

酸烧伤由于肿胀轻，无水疱并有各种色泽，对深度的判断不同于一般的热力烧伤。凡痂皮柔软者烧伤较浅，韧者如皮革样烧伤较深；色浅者较浅，色深者较深；脱水而明显内陷者多为Ⅲ度烧伤。

九、酸烧伤的特点是什么？

1. 酸烧伤引起疼痛性、凝固性皮肤坏死，可不出现水疱。

2. 强硝酸烧伤虽创面外观表现不深，但常为Ⅲ度烧伤。

3. 盐酸烧伤时创面为黄褐色或白色，硫酸烧伤开始为黄色，以后可变为棕褐色或黑色，硝酸烧伤则为橘黄色。

4. 创面颜色的深浅和痂皮柔软度与损伤的深浅有关，潮红者最浅，灰色、棕色或黑色的较深。

十、酸烧伤的护理措施是什么？

1. 烧伤后反复用大量清水冲洗，如酸烧伤作用时间较长或创面较深，在冲洗后可用碱性肥皂水或 2%碳酸氢钠溶液冲洗，中和后再用清水冲洗。

2. 酸烧伤创面宜采用暴露疗法。对头面部酸烧伤的患者要注意观察有无吸入性损伤的征象。

十一、氢氟酸烧伤的临床特点是什么？

氢氟酸烧伤多为小面积，但多数发生在手部，若处理不当，可造成严重后果。

1. 氢氟酸烧伤有潜伏期　一般受伤数小时后皮肤才出现明显变化，常在接触的当时被忽视。如氢氟酸浓度高或作用在皮肤较薄的部位，立即表现出皮肤损害，红、肿、热、痛或水疱形成。

2. 剧烈疼痛　氢氟酸对皮肤和黏膜有很强的腐蚀作用。

3. 由于氟离子的活性极强，可穿透皮肤，引起溶脂及脱钙作用，逐渐向深层和四周侵蚀，甚至引起骨骼坏死。

十二、氢氟酸烧伤后创面特征是什么？

轻者为绕有红晕的白色水肿圈，重者先出现白色水肿圈，进而变为青灰色或黑色坏死。有时可出现水疱，内含果酱色黏稠液体，其下为坏死组织，可形成经久不愈的溃疡，坏死可深达骨质。严重者可致整个手指坏死。

十三、氢氟酸烧伤的护理措施是什么？

1. 伤后立即用大量清水冲洗创面。

2. 用 3%～5%碳酸氢钠溶液湿敷或冲洗 20～30 分钟，再用清水冲洗。

3. 静脉注射 10%葡萄糖酸钙，或将 10%葡萄糖酸钙作烧伤局部皮下及四周注射，使形成无害的氟化钙，既可减轻疼痛，又能减轻组织损伤。

4. 经过冲洗、湿敷、稀释、中和后的皮肤看上呈暗紫色，似乎已经坏死，但往往可以得到恢复。

十四、苯酚的损伤机制是什么？

苯酚又名石炭酸。低浓度能使蛋白质变性，高浓度可使蛋白质沉淀。对各种细胞都有损害作用，可引起皮肤和黏膜腐蚀和烧伤，并通过局部吸收可引起全身中毒。酚经皮肤吸收的毒性比口服吸收小。吸收后迅速分布至各组织及细胞，抑制血管、呼吸及体温调节中枢，损害心肌及毛细血管，可刺激脊髓产生肌肉震颤及阵发性抽搐。吸收入体的酚 99%从尿中排泄，故早期可出现酚尿，并易致急性肾衰竭。

十五、苯酚烧伤的特点是什么？

苯酚接触皮肤后，皮肤色泽最初为白色，起皱和软化，继而呈棕红色和棕黑色，最后形成黄褐色痂皮，多为Ⅱ度烧伤，但不痛。口服后口腔及咽喉充血、水肿、糜烂、坏死，常伴腹痛、腹泻、便血和呕血，并可出现酚尿、蛋白尿、血尿和管型尿。吸收中毒的严重程度与酚的浓度、剂量和烧伤面积成正比。

十六、酚烧伤后的护理措施是什么？

酚烧伤后即用大量清水冲洗，可以彻底洗净。但结晶酚清水不易清除，可在清水冲洗后用75%乙醇溶液反复擦拭创面（因酚溶于乙醇），再用清水冲洗，直至酚味消失。以 5%碳酸氢钠溶液或饱和硫酸溶液湿敷 1 小时，再予洗净。口服烧伤者宜用清水或 3%硼酸水漱洗。误服者可行洗胃、催吐及导泻。洗胃时在胃管中除灌入盐水外，还可以用食油、牛奶等洗胃。洗胃后胃内可保留 60ml 液状石蜡或氢氧化铝凝胶以防残余酚吸收。

十七、酚烧伤合并中毒者抢救时要注意什么？

酚烧伤合并中毒者，应积极预防急性肾衰竭的发生。给予大量补液，同时用利尿剂，伤后第一天每小时尿量保持在 200ml 左右。一旦出现少尿、血肌酐增高、血渗透压增高、尿肌酐与血肌酐的比例下降等早期肾衰竭症状时，应尽早进行透析治疗。腹膜透析和血液透析都是可靠而有效的治疗，促使体内蓄积的各种有害物质排出及被吸收的游离酚排出。

十八、碱的损伤机制是什么？

碱可吸收组织水分，使细胞脱水；碱离子与组织蛋白结合，形成碱-变性蛋白化合物，可皂化脂肪组织，同时产生的热可使深部组织继续损伤。由于碱-变性蛋白化合物是可溶性的，使碱离子进一步穿透至深部组织，引起深部组织的损害。因此，它造成的损伤比酸烧伤持久且严重。

十九、哪些碱性物质能导致烧伤？

氢氧化钠和氢氧化钾是碱性物质中对皮肤损害最强的碱类，又称为苛性碱。其他还有生石灰和稀氨溶液等。

二十、苛性碱烧伤创面有哪些特点？

苛性碱烧伤深度常在Ⅱ度以上，疼痛剧烈，溶解性坏死使创面继续加深，呈软痂，向周围侵蚀扩散，创面有炎症、水疱，脱痂后形成溃疡，长期不愈，感染后易并发创面脓毒症。

二十一、苛性碱烧伤后的护理措施是什么？

苛性碱烧伤后应立即以大量流动清水冲洗，要求冲洗到创面无滑腻感，才可认为冲洗满意，一般在 1 小时以上，冲洗后可用 0.5%～5%乙酸、3%硼酸中和，然后再用水冲洗，用无菌纱布拭干创面，外涂 1%磺胺嘧啶银霜。对深度创面应进行早期切痂植皮术。

二十二、生石灰烧伤的创面特点是什么？

轻度表浅的烧伤无明显的特征，但石灰颗粒嵌入组织可使损伤加重，局部疼痛，深度烧伤创面同碱性烧伤特点。

二十三、生石灰烧伤的护理措施是什么？

先将石灰末擦拭干净，再用大量清水冲洗，以免石灰遇水生热加重烧伤，对深Ⅱ度或Ⅲ度创面应早期行削痂或切痂和自体皮移植。

二十四、液氨烧伤的特点是什么？

液氨置于特殊的密闭容器与管道内，当其泄漏时与空气接触的瞬间即可气化蒸发，自人体表面吸收大量的热量，造成不同程度的冷冻伤。再加上氢氧化铵的碱性作用，因此这种实际上是冷冻和碱性化学腐蚀的混合性损害。

二十五、液氨烧伤的创面特点是什么？

早期呈苍白色，局部温度降低。继而苍白区出现白紫色相间，之后颜色逐渐加深，甚至出现黑紫色。患者主诉疼痛，之后出现水疱，出现和碱烧伤相似的创面特点。

二十六、液氨烧伤的处理原则是什么？

早期用常温水冲洗，切忌用凉水冲洗，持续 30 分钟。冲洗过程中可加用 2%～3%硼酸冲洗，再用常温水冲洗。可采用暴露疗法。一般不宜早期切痂，注意观察创面，待创面范围和深度较为清晰后，在决定治疗方法。但对于关节、双手等处的创面应早期切痂植皮。

二十七、磷烧伤的机制是什么？

磷烧伤是磷氧化时产生的热及燃烧时产生的高温引起的热力烧伤，是热力和酸的混合性损害。

1. 磷溶于脂肪，因此磷颗粒可沿皮脂腺深入到皮肤深部，使脂肪液化，造成严重烧伤和组织破坏。

2. 磷氧化后可产生五氧化二磷和三氧化二磷，有脱水夺氧作用。遇水形成磷酸和次磷酸，引起皮肤酸的烧伤。

3. 磷氧化产生的五氧化二磷烟雾，对呼吸道黏膜有强烈的刺激性，吸入后可造成急性喉水肿、急性支气管炎和间质性肺炎、肺水肿等。

4. 磷能抑制细胞氧化过程，引起肝、心、肾等实质性脏器广泛的脂肪变性。

5. 磷进入细胞，破坏细胞内酶的功能，引起溶血，造成黄疸及血红蛋白尿。

二十八、磷烧伤的临床特点是什么？

磷烧伤创面有大蒜样臭味，在黑暗环境中可见到创面呈现蓝绿色荧光。创面损伤较深，Ⅱ度创面呈棕褐色，Ⅲ度创面呈蓝黑色，无水疱，界线清楚，创面疼痛较明显。

二十九、磷烧伤后患者有哪些体征和症状？

1. 磷烧伤后早期可有头痛、头晕和乏力。

2. 后期个别患者可有烦躁不安和幼稚型精神病。

3. 磷中毒者呈现肝区疼痛、肝肿大和黄疸，血清胆红素增加。

4. 有少尿、血红蛋白尿或管型尿，血清肌酐和血尿素氮升高。严重者短时间内发展为急性肾衰竭和急性肝细胞坏死。

5. 磷烟雾吸入者，可有呼吸急促，伴有哮鸣音，严重者变现为肺水肿甚至窒息。

（1）心率增快，还可以心律不齐。

（2）有的患者呈现应激性溃疡合并大出血。

（3）皮肤可有小的出血点或瘀斑。

三十、磷酸烧伤的急救与护理措施是什么？

1. 立即脱去被污染的衣物，用大量清水冲洗，小面积可用 1%洗衣粉溶液清洗创面再用冷水冲洗，时间至少半小时以上，必须反复冲洗。

2. 磷在暗室内显示蓝绿色的荧光，借此可在暗室内用镊子去除创面上残留的磷颗粒。

3. 用 1%硫酸铜溶液清洗创面，因它与磷反应形成不溶于水的黑色磷化铜颗粒，便于识别和清除。但不宜大量或较长时间应用，更不能用硫酸铜行湿敷包扎，因硫酸铜可自创面吸收致铜中毒。

4. 磷具有溶于水的性质，严禁用油质敷料处理创面，以免加速磷的吸收。清创后的创面多用包扎疗法。

三十一、沥青烧伤有什么特点？

沥青在常温下是固体，当加温至 232℃以上时呈液态，飞溅到人体表面造成烧伤。沥青黏附于皮肤不易被清除，烧伤程度与沥青的温度和接触时间有关。

三十二、沥青烧伤的护理措施是什么？

1. 早期处理以冷水或冰水冲洗或浸泡，沥青冷却后易连同烧毁的表皮一起去除。冷疗后不易去除的沥青可用松节油或酒精使之溶解后清除。

2. 处理创面时应外用抗菌药，注意创周清洁，以防污染创面。

3. 眼部受到沥青烟尘刺激后，可用生理盐水冲洗，抗生素眼药水点眼，避免强光刺激。

三十三、芥子气烧伤的创面护理措施是什么？

1. 止痛止痒　浅度创面局部涂马来酸氯苯那敏霜，敷以清凉消肿的外用药。

2. 注意无菌技术与消毒隔离　保持水疱完整，对较大的水疱，在无菌条件下作低体位穿刺引流。局部及全身应用抗生素，控制感染，保持创面清洁，促进创面愈合。

三十四、芥子气烧伤的急救？

1. 立即撤离染毒区，并去除染毒的衣服和防护用物。

2. 用棉球、纱布或碎布、纸蘸酒精、煤油或乙醚去除皮肤上的毒剂，注意防止扩大染毒面积。

3. 用大量清水、肥皂及碳酸氢钠冲洗，或用 5%氯胺酒精溶液或 1：5 漂白粉液消毒后清水冲洗。

三十五、放射性烧伤的致伤原因是什么？

放射性烧伤或皮肤放射性损伤是由电离辐射引起，主要由 X 射线、γ 射线及电子束等大剂量的外照射所引起，常见于放射治疗和放射诊断的患者和长期接触放射源而保护不当的工作人员。

三十六、放射性烧伤的病理变化和发病机制是什么？

放射性皮肤损伤的病理变化主要为发炎、充血、肥厚、变性、萎缩、坏死和新生物等改变。其发病机制：一是射线对皮肤细胞直接损害作用；二是局部血管壁增厚、血栓形成而引起组织缺血。

三十七、决定和影响损伤程度的因素有哪些？

1. 放射性的种类。

2. 照射剂量、剂量率和照射间隔时间。

3. 机体和皮肤的敏感性。

4. 物理、化学因素。

三十八、放射性烧伤的临床表现是什么？

皮肤放射性损伤与一般烧伤有某些类似，但皮肤放射性损伤有一定的潜伏期。而炎症反应、组织破坏和修复过程都较一般烧伤发展缓慢。可分为四期：初期、假愈期、反应期和恢复期。

1. 初期　受照射后最初 1～2 天内，出现皮肤刺痒和烧灼感，损伤较重处可见红斑、水肿及苍白区。初期症状一般在几天内消失。

2. 假愈期　假愈期长短与受照射剂量有关，受照射剂量越大，假愈期越短。Ⅰ度损伤假愈期 2～3 周，Ⅱ度损伤为 1～2 周，Ⅲ度损伤为数小时至 1 周。

3. 反应期　主要症状有红斑、色素沉着、斑疹或丘疹。重者可发生水疱、组织水肿、剧烈疼痛，甚至发生坏死和溃疡和全身中毒症状。

4. 恢复期　轻者皮肤脱屑，重者皮肤萎缩，严重者溃疡长期不愈。

三十九、放射性烧伤的治疗原则是什么？

伤后应尽快脱离放射源，消除放射性沾染，避免再次重复照射。保护损伤部位，防止外伤和各种刺激，及时包扎。

四十、放射性损伤局部治疗的方法有哪些?

脱毛和轻度红斑不需治疗。红斑处有明显肿胀者可用无刺激性外用软膏、冷霜涂抹。疼痛较强烈者冷敷或在软膏中加布鲁卡因等麻醉药物。水疱未破者应妥善包扎,大水疱可抽出泡液涂抹抗生素软膏防止感染。水疱破溃后选用有效抗生素药物湿敷。若创面较深,待肉芽创面形成后实施植皮或皮瓣手术。

四十一、放射性损伤全身治疗方法有哪些?

改善患者全身情况,宜给予富含营养饮食,少量多次输血,内服活血化瘀中药等。合并内外照射的患者应增加抗放射治疗措施。对较重的皮肤放射损伤,还可尽早给抗组织药物及大量维生素 B 和维生素 C 等。

四十二、放射性损伤应怎么护理?

在护理工作中应加强局部的皮肤护理,保持受损部位的清洁干燥,暴露疗法者在创面下垫清洁的无菌巾。做好围术期的护理及遵医嘱正确使用各位外用药。对于慢性皮肤放射性治疗患者由于病程长,并伴有其他的器质性疾病,还应加强心理疏导,鼓励其树立战胜疾病的信心,配合医生积极治疗。

四十三、如何划分放射性烧伤的严重程度?

根据主要症状不同,放射性烧伤的严重程度可分为Ⅰ、Ⅱ、Ⅲ、Ⅳ度。现分别介绍如下:

1. Ⅰ度(脱毛反应) 主要损伤皮肤的附属器官——毛囊及皮脂腺。最初是照射部位出现色素沉着,以毛囊为中心高出皮肤的丘疹,有刺手感,毛发松动,易脱落。毛发脱落后第 3 个月可以再生,6 个月未长出者为永久性脱落。

2. Ⅱ度(红斑反应) 有明显的临床分期。照射后几小时就有疼痛,烧灼感及轻微疼痛,界线清楚的充血性红斑,持续 1～7 天,这为早期反应。进入假愈期后有功能障碍,特别是持续红斑界线十分清楚,同时发生脱毛。

3. Ⅲ度(水疱反应) 早期反应与Ⅱ度相似,程度重。假愈期不超过 2 周。局部明显肿胀发红,伴有严重烧灼感,而后出现水疱,水疱破溃形成溃疡,附近淋巴结肿大,触痛。

4. Ⅳ度(溃疡反应) 局部迅速出现烧灼或麻木感、疼痛、肿胀,早期红斑明显加重,假愈期不超过 4 天,照射剂量特大时无假愈期,形成水疱快,组织坏死出现溃疡,周界清楚。如并发感染,溃烂扩大加深可达骨骼,这种溃疡很难自行愈合,时间可长达数年,发生在四肢者,由于血管病变致严重缺血坏死,常需截肢。

四十四、瓦斯爆炸烧伤的护理措施是什么?

1. 现场急救 使患者尽快脱离现场到通风良好的地方。检查患者的全身情况,根据病情轻重,根据病情轻重,安排后送。

2. 抗休克 立即静脉输液抗休克,注意预防脑水肿或肺水肿。

3. 抗感染 待休克平稳后要及时清创,采用暴露疗法,创面外用抗生素,同时全身应用抗生素。

4. 严密观察内脏损伤及合并中毒的症状,及早发现,尽早治疗。

5. 保持呼吸道通畅,给氧,一氧化碳中毒患者可用高压氧治疗。

第十四章　慢性创面的治疗及护理

一、什么患者易发生压疮？

1. 肥胖者　体重过重，活动能力下降，容易出汗。

2. 老年人　皮肤血运差，组织修复能力减弱，活动能力下降，感觉迟钝。

3. 营养不良者　其处于负氮平衡中，组织修复能力差，骨突起处缺少软组织保护。

4. 昏迷、瘫痪及感觉障碍患者　其不能自主、及时变换体位。

5. 疼痛患者　为避免疼痛常采取强迫体位，不愿经常变换体位。

6. 水肿患者　其皮肤弹性差，对损伤因素的抵抗能力下降。

7. 矫形器具固定的患者　其翻身等活动受限，局部组织长时间受压。

8. 大小便失禁患者　皮肤经常受潮湿污秽的刺激。

9. 高热患者　出汗多，活动能力下降，能量消耗多。

10. 使用镇静剂患者　感觉和活动能力均明显下降。

二、引起压疮的局部危险因素是什么？

1. 压力　单位面积承受的压力越大，组织发生坏死所需时间越短。

2. 剪切力　作用于组织深层，特别是当患者取半卧位时，身体下滑，容易产生剪切力，造成皮肤组织损伤。皮肤挤压、搓拉，各种贴膜的不正确揭都可造成剪切力。

3. 摩擦力　患者在床上活动或搬运患者时，皮肤受到床单位和衣服表面的逆行阻力摩擦，易损伤皮肤角质层。床铺皱褶不平、有渣屑，皮肤潮湿或搬动时拖、拉、拽、扯患者均产生较大摩擦力。

三、如何预防压疮？

1. 勤翻身　实施有效、到位的翻身来间歇性地解除局部压迫，是预防压疮最有效、关键的措施。一般卧床患者每 1～2 小时翻身一次，发现皮肤变红，则应每小时翻身一次，左、右侧卧，平卧、俯卧位交替进行，并用软枕、气枕、水枕等垫在骨突出部位，可起到减轻压力作用。

2. 正确实施按摩　平卧时，将手放入臀下，掌心向下向上均可，充分感受皮肤温度和受压力情况，并按摩皮肤 5 分钟，每 20 分钟重复一次。左、右侧卧时，侧身要侧到位，半平半侧应用软枕支撑腰背部，对皮肤颜色、温度、质地正常的受压部位可用 50%红花酒精倒入掌心，两侧由轻—重—轻，按摩 5～10 分钟。

3. 床褥、床单要求　卧床患者的床褥要透气，软硬适中、吸水性好，可用气垫床、高密度海绵床垫。气垫床重启软硬要适度，过度充气反而可使皮肤受压增加。床单保持平整、干燥、清洁、无皱折、无渣屑、无杂物。为患者更换床单时应防止拖、拉、拽，以防损害皮肤。

4. 保持皮肤清洁、干燥、完整　预防压疮的方法多种多样，我们通常使用的方法是温水擦浴每天 1～2 次，擦洗时不可用刺激性强的清洁剂，不可用力擦拭，以防损伤皮肤。对易出汗的腋窝、腹股沟部位，可用小毛巾随时擦拭。为防止皮肤受损，可在局部扑婴儿护臀粉或痱子粉，但应该在不出汗的情况下使用，以防堵塞毛孔。大便失禁者，应及时洗净肛门周围皮肤，涂上婴儿护臀粉或护臀霜等。

保证有足够的营养：要多食用高蛋白质食物和新鲜蔬菜，提高患者自身的免疫能力。这样才能更有效地预防压疮，并且促进疾病的恢复。

四、预防压疮怎样正确地翻身？

传统方法是侧卧直接翻为 90°，每 1～2 小时翻身一次的 90° 翻身法，右侧 90° 卧位→平卧位→左侧 90° 卧位循环进行。目前相关研究表明，患者体位变换，每 1～2 小时翻身 1 次是预防压疮简便而有效的方法，正确的方法为采用 30° 翻身法，翻身顺序：右侧 30° 卧位→左侧 30° 卧位→平卧位循环进行。采用 30° 翻身法，可使两侧髂嵴和股骨转子避免承受身体垂直压力；身体一部分重力落在软枕上，另一部分重力落在髂嵴和骶尾之间的组织——臀大肌平面上，较好地分散了压力，有利于骨突部位的血液循环，从而降低压疮的风险。

五、出现红斑的压疮如何护理？

出现红斑的压疮，皮肤未破溃。如果及时解除压迫，进行治疗及处理，可以迅速恢复（3～7 天）。主要是定期（至少 2 小时）变换卧位，翻身侧卧时以 30° 角为宜，比 90° 角更能有效缓解骨突部位压力，顺序为先两侧卧再平卧。翻身后，骨突部位用软垫保护。建议使用减压式气垫床，可大大减少皮肤破损的风险。若受压部位解除压力 30～40 分钟后，局部持续发红，则表明软组织损伤，可以使用皮肤保护性贴膜，以此减轻对皮肤造成的摩擦力和剪切力，吸收皮肤分泌物，维持适宜温度。

六、出现水疱的压疮如何护理？

出现水疱的压疮有两种情况：一是有水疱，二是无水疱或水疱破裂，表皮破溃有渗出，但破溃是极为表浅的，尚未形成溃疡。

此时应保护皮肤，避免感染。皮下有硬结时，不主张热敷，因会增加新陈代谢，加重局部组织缺氧。未破的小水疱要防止破裂，水疱部位最好避免受压，翻身时注意避免推、拉、拖、拽等动作。水疱可自行吸收。大水疱可先用碘伏消毒，用无菌注射器抽出疱内液体，然后用无菌敷料包扎。每天查看压疮部位，用碘伏消毒，防止感染。

七、出现溃疡的压疮如何治疗？

压疮发展到出现溃疡时，须在用生理盐水清洁创面后，如创面有黄色腐肉或坏死组织，应在外科清创手术后，将创面涂以水凝胶，外用泡沫敷料覆盖。手术治疗的原则是彻底切除溃疡，连同四周的瘢痕组织和滑液囊，必要时凿除溃疡底部的骨隆起部分。用附近的肌肉瓣填充其无效腔，创面用皮瓣转移覆盖治疗。

八、严重感染的压疮要怎么治疗？

患者发生严重感染的压疮，会造成局部红肿，皮温升高，发热达 38℃以上，血常规检查有白细胞升高。此时，在应用抗生素的同时，应及时清理创面，检查有无深部脓肿。如有则需要进行穿刺抽脓，或切开引流。一般引流通畅，脓液排出后，感染时可以控制的。有深部脓腔也可以采用冲洗法清洗脓腔，亦可将抗生素如庆大霉素注入腔内。

九、浅度压疮溃疡康复治疗原则是什么？

1. 接触压迫，使溃疡面不再受破坏，为创面修复生长创造条件，这是首先必须要做到的。
2. 清洁创面，积极换药，这是治疗的主要方法。
3. 防止感染。若创面有脓性分泌物，创缘周围发红、发硬、皮温升高，则同时要适当使用抗生素。
4. 避免尿便污染，发现有污染情况，及时换药、清洁创面。
5. 应充分利用物理疗法，如紫外线、红外线照射等促进创面愈合。

十、深度压疮溃疡康复治疗的原则是什么？

1. 解除压迫。
2. 修整创面，清除坏死组织、边缘结缔组织，促进创面肉芽组织生长。
3. 保持引流通畅，控制感染。
4. 换药时在伤口内填塞纱布，以避免出现腔大口小的状态。

5. 术后利用物理疗法，如紫外线、红外线照射，氧疗法等促进创面愈合。

十一、骶尾部压疮发病的特点是什么，治疗时要注意什么？

骶尾部是压疮的好发部位，具有易发难治的特点。由于骶尾骨后面仅由皮肤覆盖，缺乏肌肉组织，一旦发生压疮，常很快蔓延深达骶骨，造成骶骨外露。骶尾部邻近肛门，创面易受患者尿便失禁的污染，因而具有易发难治的特点。小的骶尾部压疮有时经换药可以治愈，但愈合后的局部易形成瘢痕组织，以后稍不注意，在持续受压或受到摩擦后又会破溃。如此反复发生，压疮可越来越大。有的是骶尾部发生压疮后仍继续受压，结果使创面越来越大，越来越深。最大的创面可比碗口还大，并且类似于火山口，即底部的面积比破溃口大许多倍。骶尾部大面积压疮靠换药很难治愈，宜选用各种手术修复方法治疗（如清创后持续负压吸引治疗；植皮修复；局部转移皮瓣、肌皮瓣修复或一侧下肢截肢后皮瓣修复等），效果较好。

十二、坐骨结节部压疮发病的特点是什么，治疗时要注意什么？

人在坐位时的负重功能主要由坐骨结节承担。该处皮肤厚，皮下组织致密、耐磨；坐骨结节有滑液囊，可减少组织摩擦，有利于臀大肌在坐骨结节上滑动。但当患者长期取坐位时，尤其是低位截瘫患者长时期坐轮椅而又未采取防压措施时，也易发生坐骨结节压疮。坐骨结节部压疮一旦发生，常波及坐骨结节滑液囊，引起滑液囊感染，往往会形成较深的脓腔。由于口小底大，引流不畅，使感染反复发作，形成管壁很厚的窦道，使压疮经久不愈。严重者可波及坐骨结节，导致坐骨结节骨髓炎，使一般治疗很难奏效。许多坐骨结节部压疮发作，往往是深部组织先坏死，感染后形成脓腔再向外溃破的，即为"闭合性压疮"。坐骨结节部压疮一般具有创面口小、腔深、有窦道、有深部感染、易并发坐骨结节骨髓炎等热点。发生坐骨结节压疮后，要立即卧床，禁止坐位。小的创面经清创后换药治疗，治疗时要探查清窦道和内腔深度及范围，要摄片检查坐骨是否破坏。若窦道深、内腔大或坐骨遭受破坏，则需外科手术方法，切除窦道、坏死组织、瘢痕组织及反复感染增厚的滑液囊壁及病骨，然后用邻近的健康肌皮瓣、肌瓣或皮下组织瓣填塞无效腔，闭合创面。手术时还应将坐骨结节下面软组织承受的压力平均，而压力相对减少，有利避免压疮的复发。

十三、压疮后期为什么会并发骨感染？

压疮常发生在骨突处部位的组织。该处组织长期受压，造成局部缺血、坏死。当组织坏死感染范围扩大及骨组织，可并发骨髓炎和化脓性关节炎。如坐骨结节部压疮可并发坐骨结节骨髓炎，骶尾部压疮可并发骶骨骨髓炎，大粗隆部压疮可并发大转子骨髓炎或髋关节化脓性关节炎。因此在压疮的早期就应给予正确的、适度的处理和及时的治疗，而预防其发生是最好的治疗。

十四、压疮后并发骨感染有何危害？如何治疗？

压疮并发骨感染使创面难以愈合。有的慢性骨髓炎治疗不彻底，压疮创面愈合后，也会因骨髓炎感染急性发作而使压疮复发。压疮并发骨髓炎的治疗，主要用外科手术疗法彻底清除病灶，包括切除压疮创面、窦道、坏处肉芽组织及病骨，然后用健康的、血运丰富的邻近皮瓣、筋膜瓣、肌瓣或肌皮瓣进行修复，一期消灭无效腔，闭合创面。术后根据细菌培养及药敏试验，选用敏感抗生素。

十五、如何判断压疮的程度和预后？

凡溃疡创面表浅、较小，肉芽组织新鲜，一般愈合希望大。而溃疡边缘出现瘢痕组织，形成窦道、瘘管，深部有较大的空腔，或溃疡面积极大，都是较严重的压疮，愈合较难。从分泌物看，也可判断压疮的严重程度；白色浓厚的脓液是感染的表现；渗出多而有稀薄，颜色呈粉红色多是深部组织坏死或有骨感染的表现，愈合较难。压疮仅有局部创面，无全身症状，一般愈合希望较大。压疮患者经常有低热，说明有慢性感染。若经常有高热或低热，创面周围皮肤发红，或肿胀，或有黑色色素沉着，实验室检查血常规中有白细胞增高和红细胞沉降率加快现象，全身疲乏无力，有这些症状说明已有深部组织或骨感染等并发症，病情较为严重。

十六、深度溃疡或形成窦道的压疮为什么要填塞纱布？

深度溃疡或形成窦道的压疮换药时要填塞纱布。这是因为：纱布药液起着抑菌消毒或促进肉芽组织生长的作用；填塞纱布可使创面口不封闭，以利分泌物引流；使腔内创面从底部生长。填塞纱布时应该注意，用纱布将腔内四周塞满，创面底部要留有空隙，每次换药填塞的底部退出一些，这样可以使创面从底部慢慢向上生长，时间一久腔会变浅，就有愈合的希望。窦道换药也按此法进行，填塞纱布条，每次略退出一些。

十七、什么是慢性难愈性创面？

慢性难愈性创面，又称慢性伤口，是指无法通过正常有序而及时的修复过程达到解剖和功能上完整状态的创面。这些创面常常延迟愈合甚至不愈，存在特定的病因，如糖尿病、缺血、压迫等。临床上多指因各种原因形成的创面，经 1 个月以上治疗未能愈合，也无愈合倾向者。而这里所指的 1 个月并非完全绝对，它依赖于创面大小、病因、个体健康状况等多种因素。通常，当创面每周不能缩小 10%～15%或超过 1 个月不能缩小 50%，就被认为是慢性伤口。

十八、慢性难愈性创面如何分类？

1. **根据创面污染程度**　清洁、污染、感染的创面。

2. 把皮肤的连续性作为标准，依解剖深度：浅层、半层、全层及皮肤以下深层组织难愈合创面。

3. **根据形成的原因**　创伤性、自身免疫性、结核性、压迫性、癌性、放射性、血管性、糖尿病性、神经营养不良性、感染性。

十九、急性创面和慢性创面有哪些不同？

所谓创面是指受外部作用产生的组织损伤和连续性破坏。创面依据愈合过程可分为急性创面和慢性创面。急性创面是指切割伤和挫裂伤之类的外伤，以及以手术创面为代表的创伤，通常没有并发症。创面在愈合过程中，会因某些原因停滞或恶化，经久不愈。愈合受阻的原因有大面积组织（皮肤）缺损、压迫，循环障碍，营养有问题，创面感染等。典型慢性创面有压迫性溃疡、糖尿病溃疡、静脉性小腿溃疡和动脉硬化性溃疡等。急性创面愈合过程井然有序，可实现早期的一期创面愈合。而慢性创面的愈合程序严重紊乱，创面完全停滞在某个愈合阶段，不能恢复正常的结构和功能。慢性创面不仅含有局部单纯的创伤因素，还存在大面积皮肤缺损、大量坏死组织和创面感染等使创面愈合过程停滞的重要复杂原因。对于这样的创面，通过清创术、延迟缝合、植皮术、皮瓣移植术等治疗手段，变慢性创伤为急性创伤，有实现早期创面愈合的可能。与非外科感染症和几乎不被细菌污染的一期愈合的急性创伤不同，迁延不愈的慢性创面通常存在细菌菌落。虽然检测到创面细菌，但创面愈合过程不被阻碍，仍能进行愈合，这类创面被称为菌落创面或细菌定植创面。

二十、出现什么样的情况可评估为非典型伤口？

1. 伤口出现在一个不经常分布的部位。

2. 有着非典型的外观。

3. 通过常规的治疗没有效果。例如，足背创面相对属于一个非典型的部位，应该考虑异常的起因。位于小腿内侧常见位置的静脉溃疡，如果延伸到深部的肌腱，就被认为是非典型创面，它的外观表现为非典型静脉溃疡。如在 3～6 个月的治疗后，创面都没有愈合，应该考虑为非典型创面，即使其分布常见且临床表现典型。

二十一、引起非典型创面的疾病有哪些？

1. **炎症原因**　非典型创伤最常见的原因是炎症溃疡。

2. **血管炎**　特点是血管发炎和血管坏死，从而最终导致终末器官损伤。

3. 坏疽性脓皮病　临床特点是一个或许多外表紫红色的边界被破坏的慢性溃疡。

二十二、什么是糖尿病足?

糖尿病足是指因糖尿病血管和(或)神经病变及感染等因素,导致糖尿病患者足或下肢组织破坏的一种病变。它是威胁糖尿病患者生命的严重糖尿病并发症,给患者及其家庭、社会造成严重影响和负担。

二十三、什么是糖尿病足溃疡?

糖尿病足溃疡主要是指初期的糖尿病患者,虽没有出现周围神经病变和周围血管病变,却已出现足部感染如甲沟炎、脚藓等所引起的足部感染、化脓、溃烂等症状。

二十四、发生糖尿病足溃疡的原因是什么?

1. 神经病变:感觉、运动和自主神经病变。

2. 血管病变。

3. 循环障碍。

4. 免疫障碍。

5. 皮肤中促进皮肤生长的胰岛素生长因子 1(IGF-1)减少。

二十五、怎么预防糖尿病足的发生?

1. 坚持每天温水泡脚　糖尿病足患者每天要洗脚,用 39～40℃温水泡脚,有利于血液循环。要注意的是,水温不能太高,以免烫伤皮肤。洗脚后用柔软、吸水性强的毛巾轻轻彻底擦干,因为,如果毛巾质硬粗糙或者用力过重,都可以造成足部皮肤不易察觉的创伤。擦脚用的毛巾最好为白色,以便及时发现是否有血迹或脓迹。

2. 定期请家人帮忙剪趾甲　由于趾甲过长会容易断裂,伤到趾甲周围的组织,糖尿病足患者要定期修剪趾甲。趾甲应直剪,不要斜剪,以免伤及甲沟。趾甲不要剪得太短,不要太靠近皮肤,一般剪到与趾尖同一个水平线就可以了。

3. 鞋袜要透气性好　鞋袜首选透气性好、质地松软、大小合适的。建议不要穿露出脚部皮肤的凉鞋或者拖鞋。也不要穿过紧的鞋或高跟鞋,以免给足部增加负担。穿鞋前要仔细检查鞋内有无异物,不要压迫脚。

4. 注意保持皮肤润滑　糖尿病患者由于自主神经病变,出汗减少,足部皮肤干燥,特别是足跟部容易出现皮裂,并可进一步形成溃疡,激发感染。患者每天要涂抹羊脂油类润滑剂滋润双脚,并轻柔而充分按摩皮肤。

5. 切忌赤脚走路　即使在家中的厨房或浴室也应穿上布拖鞋,因为他们往往脚上踩到硬物弄出伤口而不自知,等到脚感染都不清楚原因。另外,即使创伤舒适合宜的鞋子,也不应该长时间行走。因为长时间走路,脚容易长茧子,而足茧往往是发生足溃疡的先兆。

6. 每天做脚部检查　每天睡觉前,必须要检查足部,包括脚背、脚底、脚丫,仔细观察皮肤的颜色、温度、湿度,检查有没有水肿、皮损,观察疼痛程度及血管搏动、感觉、运动、反射情况等,一旦出现水疱、破损、感染等,必须到医院找专科医师处理。

二十六、糖尿病足及糖尿病足溃疡会给患者带来怎样的危害?

1. 糖尿病足本身症状给患者带来精神和肉体的痛苦　患者身体不适,不但要控制饮食和锻炼身体,还得吃药打针,这种状况绵延无期,其中的痛苦是非糖尿病足患者难以体会的。

2. 糖尿病足和糖尿病足溃疡本身病情重,危害大　糖尿病足反映了糖尿病造成足部神经、大血管的病变,并导致局部组织的破溃、感染、坏死及骨髓炎等。局部治疗通过非常困难,很多患者需要进行截肢或截趾,住院需花费高额手术费用。

3. 不可忽视糖尿病足及糖尿病足溃疡引发的并发症　糖尿病足及糖尿病足溃疡可并发或诱发

其他急性心脑血管疾病，甚至诱发糖尿病急性并发症，如酮症酸中毒、高渗透压综合征及因足部感染扩散导致的全身脓毒血症。

二十七、糖尿病足病变的主要临床表现是什么？

糖尿病足病变的主要临床表现：早期可出现肢体麻木、发凉、疼痛、足部颜色苍白或紫暗；发生破溃后有渗出、久不愈合或破溃反复发生；严重者出现足趾甚至小腿变黑坏死，有脓汁渗出，散发恶臭，疼痛剧烈彻夜难眠，伴发热等全身症状。

二十八、怎样做好糖尿病足患者的足部护理？

足部护理是糖尿病足护理中最重要一部分，正确有效的足部护理不但可以促进疾病的康复、缩短病程，还可以预防足病的复发。除了做好局部溃疡创面的护理外，还要观察患肢皮肤色泽、温度、足背动脉的搏动及溃疡坏疽程度，如搏动减弱、皮温降低、趾端发凉，提示局部缺血、缺氧，应及时处理或及时送医院诊疗。要让患者懂得如何注意足部保暖，并抬高患肢，经常变换体位；教会患者做足部按摩机下肢肌肉静力收缩练习等。

二十九、糖尿病足部溃疡慢性难愈创面如何治疗？

1. 控制血糖 糖尿病足患者严格控制血糖十分重要。即使是 2 型糖尿病，最好也要改用胰岛素治疗。

2. 活血化瘀 静脉应扩血管药物；高压氧治疗，可促进感染控制，加快伤口愈合速度。

3. 抗感染 严重感染可能导致截肢，危及患者生命。感染灶早期手术治疗，切除坏腐组织，切开脚底腔隙以利引流。

4. 换药与手术治疗 换药的原则可概括为：①抗炎消毒；②减轻压力，尽量祛除局部水肿，引流出分泌物，必要时外科切开脓肿引流，同时敷料不要包得太紧，以免影响血供；③外科清创时，尽量把坏死组织、隔膜、死骨等切除干净，把局部脓液等分泌物清理掉，露出新鲜肉芽组织。

三十、什么是下肢难治性静脉溃疡？

下肢静脉溃疡是一种比较常见的外科疾病。有许多静脉血溃疡反复发作后迁延不愈而形成难治性溃疡，这已成为临床外科中较为棘手的问题。难治性静脉溃疡之所以难以治愈，主要还是因为引起溃疡的原因较为复杂，且常是多种因素共同参与。例如，静脉性溃疡患者多为老年人，他们中很多又常伴有充血性心脏病、糖尿病、关节炎、深静脉血栓形成或肥胖等。这些因素常可使慢性静脉功能不全进一步加剧，导致溃疡形成或溃疡迁延不愈。另外，营养不良特别是缺少胡萝卜素、维生素 A 和锌元素等都会造成溃疡难以愈合。此外，静脉溃疡如果伴有动脉性疾病，可能形成动-静混合性溃疡，则也将使溃疡难以愈合。当然局部淋巴回流情况也要特别注意，如果病变导致淋巴回流障碍，患肢局部水肿就会加剧，周围皮肤也有可能形成脂质硬化性皮炎影响溃疡愈合。不容忽视的是血管炎、红斑狼疮等免疫性疾病，这类疾病通常都会使溃疡的治疗更加棘手。

三十一、骨髓炎和化脓性关节炎慢性创面如何康复？

1. 促进创面修复 具体康复方法有高压氧、激光等理疗。

2. 改善关节活动度 下肢被动功能训练、关节松动术等。

3. 运动功能恢复 使用支具、矫正鞋可帮助恢复患者运动功能。

4. 固定 在慢性骨髓炎死骨摘除术后，新骨未愈合前，应该给予患者作外固定，防止出现骨折情况，避免负重活动。

三十二、如何预防下肢慢性静脉溃疡？

下肢深静脉时负责运送下肢血液返回心脏的主要通路血管。当各种原因使深静脉系统里的血液发生凝结、形成血栓时，下肢的血液就无法顺利返回心脏，大量的血液滞留在下肢，静脉压力增高并繁盛血液成分的外渗，从而导致肢体肿胀、疼痛，这类疾病会导致下肢深静脉血栓形成。严重的下肢深静脉血栓会由于大量的静脉血液滞留在下肢，造成组织发生严重的水肿，压迫动脉和神经。这类深静脉血栓尚未严重压迫动脉的主要症状表现为下肢肤色青紫、麻木、肿胀严重，称为"股青肿"，如果已经对动脉产生严重压迫则表现为下肢肿胀、冰凉、苍白、麻木，称为"股白肿"。二者病情都非常凶险，诊断或治疗不及时就会导致截肢或死亡的严重后果。另外，下肢深静脉血栓如果度过了急性期进入慢性期，还会破坏深静脉瓣膜，发生深静脉瓣膜功能不全，导致下肢肿胀、皮肤色素沉着，难以愈合的溃疡等。

三十三、如何预防深静脉血栓？

在日常生活中应多注意运动锻炼下肢肌肉，发挥肌肉泵的作用，促进静脉血液回流，从而可以起到预防深静脉血栓形成的作用，如长时间坐或立位不动，要时不时活动下肢以促进血液循环，腰避免双腿交叉相互压迫，避免穿着过紧的衣裤以防妨碍血液循环。另外，平时要注意多饮清水以稀释血液，尽量少吸烟，少饮用咖啡、酒类，口服药物预防深静脉血栓的发生。

三十四、什么是静脉曲张所致的慢性溃疡创面？

静脉曲张是临床一种常见病，属于下肢静脉系统的病变。随着病程的发展，患者会出现下肢深静脉和交通静脉功能不全，使深静脉中的血液经交通静脉反向流入浅静脉，并淤聚于踝上皮下的静脉网中，造成局部静脉血液淤积、淋巴循环障碍及组织水肿处于淤血状态，使毛细血管扩张、迂曲，通透性增高，组织水肿、淋巴回流障碍，日久则局部组织缺氧、营养障碍，最终导致组织坏死，并形成经久不愈的溃疡。

三十五、静脉曲张所致的慢性溃疡有何特点？

好发于小腿下端及肢端，一般面积不大，但深浅不定，可由浅表溃疡以至坏疽。在溃疡发生前，患者常先感觉间歇性跛行，足背动脉搏动减弱或消失，患肢发冷、干燥、萎缩、皮肤苍白、腿部静脉不充盈，趾甲增厚，抬高患者疼痛加剧，放下时减轻，遇冷时疼痛可加剧，夜间疼痛明显。

三十六、静脉曲张所致的慢性溃疡创面有何特点？

溃疡形成时，边缘隆起或潜行，并向深部发展，可累及肌腱关节。基底苍白，下肢一般无水肿。溃疡发生前，局部皮肤出现深红色或蓝色斑，感觉异常或知觉消失。溃疡常为慢性，一般需数月甚至几年才愈合。愈合后，瘢痕中央知觉消失，皮肤萎缩，有继发性白斑或色素异常。

三十七、封闭负压引流技术的原理是什么？

封闭式负压引流是使创面处于封闭状态，隔绝空气中细菌进入，减少交叉感染的机会，通过可控制的负压来促进创面愈合的一种全新的治疗方法。在促进不同创面的愈合作用中，该技术已得到充分肯定，不仅减少患者换药之苦，还可缩短治疗周期及降低医疗费用。该技术利用负压进行主动式引流，通过纯物理方法产生多种生物学效应。由于有透水良好的医用泡沫介于被引流创面或腔隙和引流管之间，使得块状的坏死组织引流物和被引流区的组织、器官受泡沫材料阻挡不能进入或接触引流管，而只允许小颗粒和液体通过，因而有效避免了传统引流方法的堵管现象。贴膜将创面封闭起来，使创面或引流区与外界隔离，施加负压后保证了被引流区有足够的负压，而且负压通过海绵孔隙均匀分布，使引流高效、全方位、呈非单点或多点状，同时也有效预防了交叉感染和再感染。

三十八、封闭负压引流技术的适应证和禁忌证是什么？

1. 适应证

（1）体表创面：创伤、血管病变、糖尿病和神经损伤所致的急性、亚急性和慢性创面、脓肿和感染创面。

（2）骨科：开放性骨折，关节腔感染，金属植入物外露，急、慢性骨髓炎，骨筋膜间隙综合征，伤后感染，血肿和积液及其他软组织伤。

（3）烧伤科：供皮区、皮片或皮瓣移植后制动和促进成活；小面积烧伤后减轻损害，控制严重感染。

（4）普通外科：腹腔内常规引流，治疗重症胰腺炎、胰腺断裂伤、外伤性十二指肠腹膜后穿孔、肝脓肿、腹腔及腹膜后脓肿、上消化道瘘；手术切口感染、手术后残腔等。

2. 禁忌证　肿瘤破溃创面、创基和创缘组织恶性变创面，大血管暴露和出血的创面禁用。

三十九、持续负压封闭引流技术在慢性创面康复治疗中的应用是什么？

负压创面治疗技术是指连续特制真空负压泵的引流管置于创面并用纱布或聚亚胺酯海绵包裹，之后用透明膜封闭创面，利用负压泵造成创面负压环境来进行创面治疗的方法。相对于传统的被动引流措施，负压创面治疗是一种更为积极主动的引流手段，可将压力均匀地传导至创面，而且能够防止组织碎屑阻塞引流管。创面负压治疗技术通过多种机制促进创面愈合，包括从创面吸走渗液、减轻组织水肿、促进肉芽组织生长、保持创面湿润。采用持续负压封闭引流技术的患者创面引流后肉芽组织新鲜，能降低创面感染发生率，同时持续负压封闭引流技术操作简单、易行，一次封闭引流可以保持5～9天有效引流，一般不需换药。这样既能缩短治疗周期又能减轻患者的痛苦及经济负担，也减轻了医务人员的工作量。应用持续负压封闭引流技术后，创面清洁时间、愈合时间、换药、手术次数和患者住院时间均明显缩短。

四十、负压封闭吸引术后常规护理是什么？

1. 密切监测生命体征变化及引流液的量、质，并正确记录，如有大量新鲜血液被吸收，应考虑创面是否有活动性出血，及时报告医生，做好相应处理。

2. 观察患肢末梢血液循环，保持患肢功能位，用软枕将患肢垫高30°。

3. 提醒患者及陪护不要牵拉、压迫、折叠引流管，不可随意调节负压压力范围；观察负压源的负压力是否在规定范围内：–125～–60mmHg。可控制的全方位负压作用为主动引流提供了动力，促进了局部的血液循环，刺激了组织新生。

4. 应选用透明的吸引瓶，并每日更换，在更换吸引瓶时，为防止引流管内的液体回流到材料内，应先夹住引流管，关闭负压源，然后更换吸引瓶。

5. 观察负压是否有效的标志是填入的持续负压封闭引流敷料是否明显瘪陷，薄膜下是否有液体积聚。

6. 持续负压封闭引流材料内有少许坏死组织和渗液残留，有时会透过半透膜发出臭味，甚至材料上出现黄绿色、灰暗色等各种污浊的颜色，但是半透膜的密封阻止了外部细菌进入创面，保证了创面内和皮肤的水蒸气正常透出，不会影响持续负压封闭引流的治疗效果，一般无须做特殊处理。

第十五章 烧伤康复的治疗及护理

一、烧伤瘢痕的分类有哪些？

1. 增生性瘢痕是深Ⅱ度和Ⅲ度烧伤创面再愈合后1～3个月开始增生的瘢痕。这种瘢痕既硬又厚，突出于表面皮肤，形态不规则，颜色呈红色或潮红色，有灼痛感或瘙痒。

2. 挛缩瘢痕与畸形　Ⅲ度烧伤创面，不经植皮，愈合时间较长或伤口长期不愈合形成溃疡，即使愈合也留有严重的瘢痕，瘢痕挛缩引起畸形。这种瘢痕是一种不规则不稳定状态的瘢痕，易破裂，轻微的损伤可造成溃疡。

3. 萎缩性瘢痕　是由于全层皮肤缺损，二期愈合后形成的瘢痕。在颈、腋、肘部等部位易形成蹼状或扇状瘢痕，影响局部外观与功能。

4. 瘢痕疙瘩　是由于烧伤、损伤后由结缔组织形成的肿瘤。局部坚硬而发亮，呈红色或暗红色。发病部位以耳后、胸骨柄、下颌等处最多。

二、预防瘢痕增生的措施有哪些？

1. 温水浴疗法　通过温水浸泡可以促进瘢痕组织软化，增加皮肤弹性，加速血液循环、水肿吸收。

2. 加压疗法　用弹性织物对烧伤愈合部位持续压迫，可加速瘢痕成熟，形成柔软而有伸缩性的成熟型瘢痕，并可减轻由于瘢痕增生引起的痒痛。

3. 外用药物　将药物涂抹于瘢痕组织，通过其渗透作用达到预防瘢痕增生和促进瘢痕软化的目的。

4. 局部按摩　经温水浸泡后，根据关节功能活动范围进行主动和被动活动，如捏、握、挟、屈、伸旋转等动作，增加血液循环，松解粘连，从而降低瘢痕的坚韧度，提高其柔软度。

三、烧伤后影响瘢痕增生的因素有哪些？

瘢痕增生是受很多因素影响的，了解这些因素，可以预防瘢痕增生的发生。

1. 皮肤张力和部位　身体不同部位的皮肤张力不同。下颏、胸骨前、三角肌（肩外侧部）、上背部、肘部、各关节与足背等处，皮肤张力大，活动多，成为瘢痕增生的好发部位。而眼睑、前额、背部下方、前臂、小腿、外生殖器和乳晕等部位，皮肤张力小，发生瘢痕增生的可能性相对较小。

2. 年龄　在同一部位，年龄大小不同，则瘢痕的厚度常不同。青少年创伤后，因皮肤张力大，易发生瘢痕增生，因为增生性瘢痕较多见。而老年人皮肤松弛、张力小，胶原纤维反应低，故增生性瘢痕的发生率低。

3. 皮肤色素　与瘢痕疙瘩有密切关系。

（1）有色人种皮肤色素细胞较多，色素激素最易激起反应，瘢痕疙瘩的发生率也比较高。

（2）人体瘢痕疙瘩发生于色素集中的部位，而色素少的部位则很少发生。

（3）在垂体生理活动期发生率较高。

（4）曲安西龙或氢化可的松是色素激素的阻滞剂，可使胶原分解，也可使色素沉着减少。

4. 内分泌　雄激素、雌激素、甲状腺素、甲状旁腺素等都被认为与瘢痕形成一定关系，但至今还未找到明确的依赖。

5. 感染　急性或慢性感染痊愈后，易发生瘢痕和瘢痕疙瘩。烧伤创面如长期暴露，反复感染，常引起肉芽组织过度增生，距炎性细胞越近，成纤维细胞越多，这可说明感染与增生性瘢痕的关系。

6. 异物　灰尘、滑石粉、棉花纤维、线结等异物和某些化学物质可刺激瘢痕增生。毛囊、皮脂或汗腺遗留在组织内也可引起异物反应，使瘢痕增生，曾有人检查增生性瘢痕和瘢痕疙瘩时，发现头发和内源性角化物质的异物反应，据此有些专家认为毳毛卷入创面也是形成增生性瘢痕的主要原因之一。

四、皮肤康复护理的方法有哪些？

1. 对于浅Ⅱ度烧伤后皮肤色素沉着，可采用洁面、按摩（用普通按摩膏），时间为 15 分钟左右；涂祛斑中药面膜，待 30 分钟或干后洗净，涂收缩水、护肤露；隔日 1 次。

2. 深Ⅱ度烧伤后为预防瘢痕增生，可用预防瘢痕的药物代替按摩膏进行按摩，其余步骤同上。

五、烧伤瘢痕有哪几种修复方法？

烧伤瘢痕是由高温、火焰、电弧烧伤、爆炸伤、化学烧伤等造成，而且色素沉着的原因不同，烧伤瘢痕修复方法也不尽相同。在确定手术方案时，还要对患者的年龄大小、个体差异、烧伤面积大小及创面深浅进行综合考虑。如采取相应的措施进行护理，可避免或减轻色素沉着、瘢痕增生和由此引起的挛缩畸形。烧伤瘢痕有以下几种修复方法。

1. 激光皮肤磨削法 使用于各种凹陷性小瘢痕，不平整的刀口瘢痕，擦伤瘢痕，皮肤感染的瘢痕。能使瘢痕变平整，瘢痕表面长出新的上皮。

2. 瘢痕切除缝合法 采用无创伤显微外科缝线在无张力下缝合，达到最为精细的对位生长；采用瓦叠式充分减张技术。

3. 组织扩张器法 即在瘢痕旁正常皮肤下放置适当容积的扩张器，每周由医生注入一定量的生理盐水，使扩张器逐渐扩张，待把正常皮肤扩张到能够覆盖瘢痕皮肤后，即可切除瘢痕，并使缝合口减至最小的程度。这是烧伤瘢痕整形中比较常用的一种方法。

4. 其他 如瘢痕面积较大、部位特殊，并且影响躯体、肢体功能或美观者，无法通过以上手段达到治疗目的的，可通过切除瘢痕、游离植皮或皮瓣修复创面的方法来治疗。

六、烧伤后功能锻炼应该从什么时候开始？

一般在伤后 15～25 天，病情逐渐好转，局部水肿及疼痛明显减轻，可开始做适当运动。以主动动作为主，被动动作为辅，动作要简单、小量、动作缓慢。

七、烧伤后功能锻炼注意事项有哪些？

1. 功能锻炼前，做好解释工作，指导患者熟悉肢体功能锻炼的活动范围和姿势。

2. 主动和被动锻炼结合，以主动运动为主。时间要适宜，勿使患者过于疲劳。

3. 初次起坐、下地活动时，注意观察有无头昏、眼花、面色苍白、出冷汗等虚脱症状，出现上述情况及时平卧或休息。

4. 下肢烧伤的患者，应先用弹力绷带包扎后再下地活动。使用弹力绷带包扎时由足趾尖部逐渐向小腿、大腿方向包扎，包扎力要均匀。

5. 锻炼出现水疱，破损后形成小创面，应注意保持清洁，但不要停止锻炼。

八、什么是主动活动？

主动活动是患者病情稳定后教给患者自己活动的方法，让患者自己活动。

九、什么是被动锻炼？

被动活动是依靠别人，通过按摩、推拿、牵拉等方法使关节恢复一定的活动度，为主动活动创造相对宽松的环境。

十、使用弹力性压力套的注意事项有哪些？

1. 弹力性压力套的大小和松紧要合适。

2. 弹力性压力套要连续穿一年或更长时间，直到瘢痕完全稳定为止。

3. 保持弹性，弹力性压力套使用时间长后，弹性会减小，应及时更换。

十一、导致挛缩畸形的因素有哪些?

1. 烧伤越深越易形成瘢痕挛缩。

2. 烧伤部位不同，造成的挛缩畸形严重程度也不同。

3. Ⅲ度创面感染时，上皮生长遭到破坏，肉芽组织增生，是瘢痕组织增厚，挛缩也更为严重。

4. 慢性刺激　烧伤后的瘢痕由于摩擦、抓搔、日光灯外界刺激而增生，也可由于瘢痕遗留的毛发或其他上皮岛的刺激而增生，形成增生性瘢痕，从而使瘢痕挛缩加重。

十二、皮肤色素与瘢痕疙瘩有何关系?

1. 有色人种皮肤色素细胞较多，色素激素最易激起反应，瘢痕疙瘩的发生率也比较高。

2. 人体瘢痕疙瘩发生于色素集中的部位，而色素少的部位则很少发生。

3. 在垂体生理活动期发生率较高。

4. 曲安西龙或氢化可的松是色素激素的阻滞剂，可使胶原分解，也可使色素沉着减少。

十三、什么是烧伤后的康复治疗?

烧伤的康复治疗因伤情程度、烧伤部位不同，造成的外观毁损情况及功能影响也各种各样。在康复治疗中常需选择几种方法综合运用，方可获得较好效果。应防治结合、预防为主。在烧伤早期治疗中就根据烧伤深度、部位考虑到功能和外观的后果，采取相应的预防措施。加强护理，保护创面清洁、干燥，防止受压。创面护理的目的是预防或控制感染，力争一期愈合或通过植皮尽早封闭及消灭创面。

十四、烧伤患者实施全面的康复治疗包括哪几方面?

1. 功能康复　烧伤后康复治疗为重中之重，起码的目标要达到生活自理，还患者以基本生活的权利，继而使其能参加力所能及的工作，成为自食其力的劳动者和一个有益于社会的人。

2. 容貌康复　严重烧伤后的毁容给患者带来的精神负担是不言而喻的。在治疗全过程中只重功能、不重容貌，不能称其为满意的康复。只有容貌得以明显改善，患者才能迈出家门，走向社会。

3. 体能康复　烧伤治疗期间的能量消耗，长期卧床的肌肉萎缩、体力明显不支，即便是经过功能康复治疗和手术疗法矫正了挛缩与畸形，仍显动力不足，迫切需要加强力量与耐力的训练。

4. 心理康复　自受伤之日起患者就承受着巨大的心理压力，他们难以接受瞬间烧伤突然改变了自己命运的现实。懊悔、焦虑、担忧、烦躁各种心态交织在一起，个人忍受着换药与手术的痛苦，还担心着自己的前途与家庭的维系，更有甚者痛不欲生。针对不同时期的心态适时地做好心理康复，是保证其他康复治疗顺利实施的基础。

5. 职业康复　通过各种康复治疗手段使患者功能改善、体能恢复，重返工作岗位，从事各自的职业，这种职业康复应被视为最理想的康复。

6. 社会康复　当烧伤患者功能恢复，容貌改善，体魄健康，参加工作的同时，心理压力也逐渐解除；消除自卑，恢复自信，以平和的心态走向社会时，单位的同事，周围的群众为之营造一个祥和的社会氛围。

十五、烧伤后如何正确保持功能位?

在伤后早期救治阶段，适当的体位摆放可预防挛缩，是后续治疗的基础。大面积深度烧伤患者因挛缩在其身上发展很快，患者会寻求肢体和躯干一个放松的位置来解除挛缩组织的牵拉，多数患者以屈曲和内收肢体较为舒适，这样就给组织挛缩创造了条件，故此时必须采取抗畸形体位，一般摆放体位呈"大"字形，双腿分开20°、上肢伸直外展90°，有条件的可应用肢体展开支架，床上肩板附肋，保持各肢体关节在功能位和对抗挛缩位。颈部：去枕颈肩部垫小枕，颈处伸位，不旋转不侧屈。肩部：肩关节外展大90°，俯卧位尽量少用，以防臂丛神经的损伤。肘部：肘关节应置于枕上并伸直位，背侧烧伤，肘关节屈曲 70°～90°，前臂保持中立位。手：手背烧伤，腕关节置于掌屈位（即手下垂位）。手掌或腕部环形烧伤，以背屈为主。

十六、烧伤后夹板主要应用于什么？

1. 手休息位夹板。

2. 踝背屈夹板用于拉紧跟腱。

3. 膝伸、背屈夹板，预防"蛙腿"体位，尤其是儿童。

4. 肘伸夹板用于肘伸展受限并防止患肘全屈。

十七、使用可塑性夹板的注意事项有哪些？

静力型夹板的应用应坚持 3～6 个月。在应用过程中，应用温水清洁夹板 1～2 次/日，同时清洗瘢痕部位，间期进行关节活动，然后重新固定。在骨突部位应注意预防压疮。肢体夹板通常用尼龙搭扣或弹力绷带固定，放置在压力套（衣）的外面，不直接与皮肤或瘢痕接触，并可在夹板与瘢痕皮肤之间放置吸水良好的纱布，避免因不透气而发生糜烂和擦伤或因长期固定引起压疮。

十八、什么是加压疗法？

烧伤创面愈合后，以弹性织物对伤后愈合部位持续压迫而达到预防和治疗瘢痕增生的方法，称瘢痕的加压疗法。

十九、加压疗法主要适用于什么？

加压疗法主要使用于增生性瘢痕，特别是位于躯干及四肢易于包扎部位的大面积增生性瘢痕，也可作为瘢痕疙瘩手术或放疗后的辅助治疗措施。

二十、加压疗法的使用原则是什么？

加压疗法的使用原则是一早、二紧、三持久。一早：即尽早开始压迫治疗，在创面愈合后即开始。二紧：就是在不影响肢体远端血运及患者能耐受的情况下，越紧越好。三持久：就是持续性、长期压迫治疗，主张一天 24 小时连续加压，更换衬物及清洗皮肤等一次时间不超过 30 分钟，压迫治疗时间不得少于 3 个月，一般应在大半年以上。

二十一、加压疗法的注意事项有哪些？

创面一旦愈合后即可采用加压疗法。原则上实行 24 小时连续加压，睡觉时切勿解开。治疗过程中应维持有足够的压力，当弹性变小感到松弛时应及时更换新的弹力套。对于凹陷部位需添加毡垫或纱布作为衬垫，使凹陷部位受力均匀方可压出实效。注意保持创面和加压物品清洁。

二十二、弹力套是如何制作的？

弹力套是加压治疗瘢痕的主要措施之一，具体的制作方法为：

1. 原料 弹力敷料与尼龙搭扣。

2. 裁剪与缝合 将弹力敷料按使用部位剪裁成各种式样，以制成各种加压套。不同部位的弹力套的制作方法不同，如四肢按肢体近远端周径大小不同，将弹力布剪成上宽下窄的梯形状，宽度一般按患者肢体周径所需宽度的 4/5 剪裁，长度以实际测量尺码为准。额部弹力套长度测量方法为经颏、顺耳郭后至头顶的实际测量尺码，宽度以创面大小为准裁剪。颈部弹力套长度测量方法为经颏、顺耳廓后至头顶的实际测量尺码的 2/3，宽度一般都为 7cm 裁剪。臀部弹力套的长度以腹围的 4/5 为准，宽度以实际测量尺码为准，大腿部分按照四肢方法裁剪，然后拼缝成"品"字形，边缘缝以尼龙搭扣即可使用。

二十三、烧伤后怎样进行运动疗法？

当创面基本愈合好、植皮片基本成活即应开始运动治疗。开始时会引起疼痛，要循序渐进。关节活动范围由小到大，慢速进行，被动运动手法要轻柔，要取得患者主动配合。治疗过程中要观察患者的反应，以患者能耐受为宜。大面积烧伤患者早期的运动治疗主要是进行深呼吸运动，以改善肺功能，预防坠积性肺炎。做健肢的主动运动，患肢小范围主动运动和被动运动。

二十四、什么是物理治疗？

物理治疗是应用光、电、声、磁、热、冷、机械等物理因子治疗疾病和功能恢复的方法。各种物理因子无处不在，可分为自然物理因子和人工物理因子。应用自然物理因子治病的有日光浴、空气浴、海水浴、泥疗等。人工物理因子治病的方法有电疗、热疗、磁疗、超声波治疗、生物反馈治疗、热疗、机械治疗。

二十五、烧伤后的器械疗法包括哪些？

器械疗法是利用多种体育器材进行康复锻炼的一种疗法。常用的器材有握力器或健身球，用于锻炼手指屈曲和握力；分指板，用于手指伸展和分指；哑铃及杠铃，用于锻炼臂力；重力滑轮，用于锻炼肩、肘及手的拉力；骑自行车或脚踏固定自行车，用于锻炼下肢各关节功能；划船器、跑步机、多功能健身器等，对改善全身各关节功能和增强体力有明显作用。

二十六、烧伤患者创面愈合后如何进行日常生活训练？

烧伤患者创面愈合后可鼓励其练习翻身，先练习抬臂、后仰、挺胸动作，再训练移动及翻转身体。取俯卧位翻身时，先练习俯卧撑动作并移动身体，再翻转成仰卧位。按患者恢复情况决定离床时间、频率和选用的辅助器材。离床活动时，小腿、腹部及膝关节分别包扎弹力绷带，以防水肿，同时应注意避免关节活动受限。逐渐增加行走的距离和时间，初始下床行走须他人扶助，而后可借助拐杖，最后独立行走，继而锻炼上下楼梯。上肢烧伤患者当肘部关节能屈曲 90° 时即积极训练日常生活动作，如穿衣、洗漱、吃饭乃至简单的家务劳动。手烧伤较重的患者训练需设计较易握紧的餐具，逐步过渡到使用筷子等精细动作。下肢烧伤的患者上厕所时需用特别座椅，待关节功能改善后逐渐降低座椅高度，直到能够蹲下。

二十七、烧伤肢体关节应怎样进行活动？

1. 可与换药同步进行，在去除外层敷料后，做小范围的主动活动，辅以轻柔的被动活动，如手指伸屈、对掌及各关节外展、内收等动作，尽量避免引起剧烈疼痛。

2. 亦可在温水中进行以上活动，因温水使痛阈提高，水的浮力作用使肢体容易活动，同时配合按摩，增加疗效，按摩时注意频率要慢，手法要轻柔，不断更换部位，以免引起水疱和损伤新的皮肤。各关节的主动活动和被动活动，幅度从小至大，次数由少至多，强度由弱至强，从每天 1 次，每次 15 分钟，逐渐增加至 30 分钟。

3. 因敷料包扎不能进行主动和被动活动时，可一日数次作静力性肌肉收缩活动，以利于血循环和预防肌萎缩。裸露肌腱和关节的部位应制动，以免因活动导致进一步损伤，植皮手术一周内暂停运动，一周后恢复运动。

二十八、烧伤供皮区备皮的范围是什么？

1. 大腿供皮区需备整个大腿、同侧下腹部与小腿上 1/3，并剃除阴毛。

2. 胸、背、腹及上臂的供皮区，需准备较大面积的皮肤，大于切皮面积的 4～5 倍。

二十九、植皮手术的优点是什么？

1. 减少创面感染及毒素的吸收，减少创面的渗出。

2. 促进创面早期愈合。

3. 能较好保持肢体的功能位。

4. 减少患者痛苦，缩短疗程，减轻后期瘢痕增生。

三十、面部烧伤后如何预防眼睑外翻？

由于眼睑具有活动性，且四周结构松弛，一旦烧伤后，无论是自行愈合还是植皮，均易挛缩，因此早期预防十分重要。预防的具体做法为：

1. 早期开始进行睁眼和闭眼的运动训练，每日数次。嘱患者尽可能睁大和闭合眼睛。因双眼肿胀闭合不全的患者，应及时清除眼部分泌物，保持局部清洁，可用 0.25%氯霉素眼药液点眼，每日 2 次，0.5%四环素眼膏涂眼，每晚 1 次，并用无菌凡士林油纱掩盖双眼。

2. 受伤局部或植皮区做提起运动。用拇指和食指轻轻提起上下眼睑，以患者能耐受为宜，每日数次。

3. 被动按摩上下眼睑。按摩的方法为患者取平卧位，操作者位于患者头顶部，分别按摩上、下眼睑，用左手固定按摩区，右手拇指按压，避免在一个部位长时间按压，按压程度以患者感觉适宜为宜，一般每日 1 次，每次 20 分钟。

三十一、面部烧伤后预防瘢痕增生的方法有哪些？

1. 加压疗法 采用含有橡皮筋的纤维织物制作面罩，佩戴加压。面罩一般在创面愈合或植皮拆线后佩戴，内侧衬垫 1～2 层纱布，原则上实行 24 小时连续加压，每日除洗漱、按摩外，均应佩戴。初戴时，个别人会有不适感，如头晕、呼吸稍感费力等症状，1 周后会逐渐减轻。

2. 皮肤康复护理 将皮肤美容技术应用于预防面部烧伤后瘢痕增生的一种有效的方法。创面愈合早期或植皮区拆线 2 周后即可实施。

三十二、颜面部瘢痕术后的护理措施是什么？

1. 全麻未清醒的患者需专人看护，注意呼吸次数，要保持呼吸道通畅，防止误吸和窒息。

2. 必须卧床休息，避免说话喊叫或咀嚼等动作，以减少术区出血，3 天后视伤口情况可适当半卧位。面部手术需 10 左右才能拆线，拆线后可下地活动。

3. 注意术区有无出血及渗血情况，如有出血，及时报告医生进行处理。

4. 面部手术须给予全流质 7 天左右，耳、鼻、眼部手术全流质 3 天左右，后逐步改为口腔全流—半流—普食。口周、面颊部手术可用漏斗或管子注入喂饲，不宜用嘴吮吸。

5. 加强口腔护理。

三十三、口周烧伤后如何预防小儿口畸形？

1. 创面修复期以主动锻炼为主。方法如下。

（1）做张口、闭口训练，每日数次。

（2）鼓励患者多讲话。

（3）进食时要选用比自己口周偏大的饭勺。

2. 创面愈合后增加被动锻炼，方法如下。

（1）被动按摩局部，让患者取平卧位，操作者位于患者头顶部，双手掌固定下颌，双手拇指分别按压上唇或下唇区域数次后，食指放入口角内侧，拇指在外侧相同部位，固定妥善后向外牵拉，牵拉幅度要逐渐增大，并以患者能耐受为宜。同时可让患者配合做张口和闭口动作以巩固疗效。

（2）上唇或下唇植皮者拆线 1 周后，用食指、中指按压植皮区边缘，数次后用拇指和食指做提起动作，程度以患者能耐受为宜。

（3）应用开口器以防止口周挛缩，除进食及锻炼外，应坚持 24 小时使用。

三十四、颈部瘢痕修复术后为什么会发生呼吸困难？

1. 颈部瘢痕导致全麻插管困难而反复多次插管，并且操作粗暴所致气管水肿易引起呼吸困难。

2. 手术操作对组织损伤较大而产生手术区继发性水肿，植皮打包包扎过紧压迫也均可引起呼吸困难。

三十五、怎么处理颈部瘢痕修复术后发生的呼吸困难？

因插管所导致气管内水肿应行支气管镜检查、密切观察水肿情况及呼吸状态变化、雾化吸入治疗、必要时行气管切开插管；对于手术产生的手术区继发性水肿，应去枕平卧、雾化吸入治疗；对于打包包扎过紧压迫所致呼吸困难应松解包扎。

三十六、颈部植皮术后如何预防瘢痕挛缩？

1. 体位训练　颈部植皮拆线后，卧床时枕头垫在肩部，使头部后仰，颈部充分伸展。

2. 运动训练　主要是颈部提起训练，可在植皮拆线 1 周后，拇指和食指轻轻提起颈部植皮区边缘数次，减轻植皮区的紧缩感，同时鼓励患者进行头部后仰，左、右旋转运动，练习的幅度逐渐增大，以恢复最大程度的功能运动，每日数次。

3. 颈部按摩加压和支具的使用

（1）按摩方法：患者取平卧位，操作者位于患者头顶部，按摩具体顺序可为"左—右—前"。左侧按摩，即将患者的头放于左侧位，操作者右手放于下颌部起固定作用，用左手的小鱼际按摩植皮区边缘，由上至下数次；用同样的方法按摩右侧；颈前部按摩时将患者头置于后仰位，操作者左、右手互相重叠后放置下颌部，双前臂伸直，做向后拉和揉的动作，以充分松解植皮区，使颈部做最大程度的伸展运动。

（2）加压疗法：取宽为 15～20cm 的弹性织物，测颈部周长后剪下，缝成筒状后佩戴，松解度以患者能耐受为宜。

（3）颈托：型号分大、中、小三种，选择大小适宜的颈托佩戴，早期佩戴时，因颈托质地偏硬，应在内层垫棉垫，佩戴和去下时应有他人帮助，以防止佩戴不当引起新生上皮破溃。佩戴颈托后能使颈部保持伸展位置，特别是保持颌颈角的形态，对所植皮片施加均匀、适度的压力，防止皮片下与皮片周边生成增生性瘢痕，保证皮片平滑柔软，表面不起皱褶，所有颈部植皮术后一定要佩戴颈托。

三十七、上肢瘢痕术后的护理措施是什么？

1. 抬高患肢 15°～30°，高于心脏水平，半卧位时可将上肢悬吊于胸前或上肢下垫枕头。

2. 观察指端血运、肿胀、毛细血管反应、渗血等情况。

3. 做好生活护理。

4. 术后一般 10 天拆线，拆线后加强功能锻炼，做体疗或理疗，进行各种活动，使各关节的功能达到预期效果。

5. 腋部手术拆线后，除一般理疗外，简便的锻炼方法是爬墙练习，手部还可滚动健身球、健身圈，锻炼手指的灵活性及功能。

三十八、会阴部烧伤后瘢痕挛缩畸形治疗原则是什么？

1. 切除瘢痕，松解挛缩，使躯干、下肢、臀部的功能接近正常生理的解剖体位和活动范围。

2. 显露和复原外生殖器及肛门的正常外形和位置，矫正和修复外阴器官的畸形和缺损，保持大小便排泄器官和生殖器官开口的通畅无阻，从而改善身体的排便功能和恢复正常的性生活，解除患者的精神上、肉体上、生活上的痛苦。

三十九、会阴部瘢痕术后的护理措施是什么？

1. 体位　术后取俯卧位，两腿与髋部用蛙式石膏固定，保持髋关节外展，大腿分开 60°，显露肛门修复区。

2. 为防止会阴部敷料被尿液污染，应留置尿管，每日会阴擦洗。鼓励患者多喝水、多排尿，以达到冲洗目的和防止逆行感染。

3. 控制大小便　术后给予无渣全流质或禁食 3 天。保持术区的清洁，防止伤口感染及撕裂。8～10 天拆线后，防止便秘，可口服液状石蜡，使大便变软而易于排出。

四十、植皮后为什么会有色素沉着？

植皮后的色素沉着，主要决定于上皮层基底细胞中黑色素的含量。皮片移植后，常有色素沉着，使所植皮片的颜色较周围皮肤深,虽然供皮区的皮肤结构、形态与植皮区相似但无法防止色素沉着。经过一段时间后,色素亦可有一定程度的消退。

四十一、瘢痕痛痒正常吗?

瘢痕在增生期出现痛痒是正常的。这是由于深Ⅱ度或Ⅲ度烧伤创面愈合后1～3个月瘢痕开始逐渐增厚,高于周围正常皮肤,质地变硬,充血逐渐加剧呈鲜红色,此时,伴有疼痛、瘙痒、灼肤和紧缩感都是正常的。

四十二、瘢痕痛痒怎么办?

瘢痕痛痒采取以下措施可以缓解:

1. 压力疗法 创面愈合后就进行弹力加压,使局部充血减少,减轻疼痛。

2. 理疗 通过超声波治疗,软化瘢痕,达到止痛的效果。

3. 局部按摩。

4. 应用外用止痒止痛药物,如抑疤灵、喜疗妥、瘢痕霜等,涂擦于局部,每日3～4次。

四十三、什么是游离皮瓣?

将所需的皮肤及皮下组织带血管的皮瓣与本体完全游离,再移植到其他需修复的部位,将皮瓣内的动脉和静脉与受体的动脉和静脉进行血管吻合,使皮瓣直接有血液循环,修复一次完成。主要修复颜面、颈、四肢部位的急诊创伤或烧伤、创伤晚期的组织缺损。

四十四、皮瓣手术的优缺点是什么?

1. 优点 ①存活率高,②保留了烧伤肢体的部分功能,③有美容美观功能。

2. 缺点 远位皮瓣的修复手术较为复杂、费时,术后外观有些臃肿,有时还要进行第二次去脂肪修整术。

四十五、皮瓣的用途是什么?

由于皮瓣的组成含有皮肤和皮下组织,故用途较为广泛,不仅可以修复皮肤的缺损,还可以修复深部组织缺损或由于深部组织缺损造成的畸形。

1. 新鲜创伤所形成的深部组织缺损 如手的Ⅲ度烧伤或撕脱伤在焦痂切除或扩创时,肌腱、神经及骨质外露,无法缝合时可设计皮瓣覆盖。

2. 陈旧性创伤。

3. 由于严重烧伤、炎症或其他原因而造成器官组织部分或全部缺损,可用皮瓣进行修复再造。

4. 面颊部缺损或洞穿缺损畸形,可用有衬里的皮瓣或双重皮瓣进行修复。

四十六、皮瓣术前护理措施是什么?

1. 保护术区及供区的皮肤血管,勿在此处做皮试及静脉穿刺和其他检查。

2. 观察术区及供区有无炎症,嘱患者保护好,防止因皮肤损伤延误手术。

3. 锻炼血运,保障术后血运建立的通畅。如四肢部位的手术,在一周前开始用止血带于受区肢体静脉回流近心端进行静脉充盈训练,每日3～4次,每次10～20分钟。

四十七、皮瓣血运的观察及护理措施是什么?

1. 皮瓣颜色 皮瓣的正常颜色呈淡红色或与健侧皮肤相同;如呈苍白色,说明动脉血流不畅;如呈暗紫色并有淤血点及瘀斑,则静脉回流不畅或阻塞;若动静脉同时栓塞,皮肤则由灰暗色转洋红色至紫黑色。

2. 皮肤肿胀程度 动脉血流供给不足时,组织干瘪;静脉回流障碍时,组织肿胀明显;动静脉同时阻塞时,肿胀不发生。

3. 毛细血管充血反应 正常时局部充血反应快,1～2s可恢复。动脉栓塞时,皮肤苍白,反流不明显;静脉栓塞时,反流早期增快、后期减慢;动静脉同时受阻时,血管内有残留淤血,虽有反流现象，但速度明显减慢。

4. 注意皮瓣有无出血、渗血情况，主要观察敷料有无渗透情况。

四十八、皮瓣血运障碍临床表现是什么？

1. 皮肤苍白不足、局部温度下降为动脉供血不足的表现。

2. 皮瓣发绀，为静脉回流不畅的表现。多发生在皮瓣的远端皮管制备后的中央段，一般在术后2、3天内即出现，逐渐加重且范围扩大，5天后逐渐不再发展。

四十九、皮瓣血运障碍为什么会发生？

原因分内在原因和外在原因。

1. 内在原因　皮瓣远侧血运供应不足。供皮瓣区选择不当，组织不健全或本身就有血管疾病，或者皮瓣区域较多的瘢痕。

2. 外在原因　手术操作不当和术后处理不当。手术中粗暴损伤了供养血管或剥离时层次不在同一平面，缝合时蒂部扭曲，皮瓣转移角度大造成蒂部扭曲，或在固定皮瓣时有牵拉的张力或有过深的折叠，影响血供或静脉回流受阻。还包括手术中止血不彻底，使皮瓣或皮管内出现血肿。血肿不仅仅使局部张力增大，压迫血管影响血运，血肿的毒性作用还可引起皮肤血管痉挛，危及血运，造成远端坏死，血肿形成后12小时内予以清除，尚可挽救皮瓣，超过12小时就很难挽救了。

五十、游离皮瓣移植术后护理措施是什么？

1. 术后保持室温在25～28℃，以免吻合血管因寒冷而发生痉挛，长时间处于痉挛状态可造成血流不通，血栓形成。

2. 受区位置高于心脏水平15°左右，太高，供血不足；太低，回流慢易增加肿胀。术区要适当制动和稳妥固定，以免静脉受压形成血栓，同时使患者处于舒适位置，可减少活动。

3. 有效镇静止痛，消除患者的精神紧张。保持病室安静、清洁、舒适，保证患者安静休息和充足睡眠。

4. 术后一周内严禁活动，定期改变受压部位，防止压疮及肺部感染。保持大便通畅。在搬动患者时动作要轻柔，手术一周后，可让患者在床上进行适当活动，但手术部位不能活动。

5. 注意观察皮瓣血运情况。

6. 应用抗凝剂、抗血管痉挛药物和抗感染药物。

7. 游离皮瓣术后拆去固定物后，应从小范围到大范围地进行功能锻炼，可适当做理疗、体疗、功能训练等运动。

五十一、皮瓣转移术后多久能断蒂？

皮瓣转移后，尚有一部分组织与供皮区相连，该相连部分称为蒂部。蒂部均需在转移后的一定时间内切断，并切除剩余组织或缝回原供皮区，最后完成全部皮瓣移植手术。一般在皮瓣转移后，如无感染、继发出血或血运障碍等并发症时，可在2～3周切断蒂部。因为在皮瓣转移早期皮瓣的血运是靠蒂部供给的，所以，蒂部包含着足够维持整个皮瓣存活的动脉及静脉。当皮瓣转移到受瓣区后，需要2～3周才能与基底建立新的血液供应系统，此时皮瓣自身血液供应才充分，不需要蒂部的血液供应，因而才能断蒂。否则，血运未建立完善，过早断蒂会出现皮瓣坏死现象。

五十二、皮瓣手术后观察皮温应注意什么？

1. 皮瓣与健处皮温对比观察　一般皮瓣移植术后2～3小时，皮瓣温度比健侧温度可低1℃左右，以后逐渐升高至与健侧相等或略高于健侧1～2℃。若发现皮瓣温度低于健侧2℃以上，提示局部动脉血流不畅，必须采取适当解除血管痉挛的措施，促进血液循环恢复正常。如果皮温低于健侧3℃以上，并伴有色泽的改变，则提示血液循环明显障碍或血流已中断，必须立即处理。

2. 动态观察皮温的变化　皮温曲线可反映出血液循环的动态变化，如皮温始终低于患处 1～2℃，色泽保持正常红润，可以认为是在正常范围之内。如皮温曲线逐渐下降或突然骤降，必然存在血液循环障碍，需立即处理。

五十三、使用皮温计的注意事项有哪些？

1. 熟悉常用皮温测定仪的性能和使用方法　常用皮温测定仪有两种，一种为光电温度计，性能稳定，测录精确，反应迅速；另一种是半导体测温计，构造简单，使用和携带方便，价格低廉，缺点是绝对温度常有误差，相对温度比较可靠。使用半导体测温计时要注意笔式探头应在手扶持下轻置于皮肤上，而且每次测录时均需保持相同的压力，用力过大，读数就会偏高而致读数误差。测试时指针有时上升缓慢，需在稳定后再记录读数。

2. 正确选择皮温的对比部位　一般健处皮温测量选定在移植周围健处皮肤较好，这样与移植物具有比较相近的内外环境，其结果可比性强。

3. 避免环境温度对被测移植物或再植物的皮温影响　测量皮温时应在移去局部热源（如烤灯）几分钟后进行。不要在换药时或换药后不久进行，因为皮肤消毒剂，如乙醇的挥发作用可大幅度地降低皮温，影响测量值。

五十四、什么是皮肤软组织扩张术？

皮肤软组织扩张术是指将医用硅胶制的扩张器经手术的方法埋入皮肤缺损区附近的皮下、头部帽状腱膜下等不同的平面，定期注入生理盐水，使皮肤随着扩张囊的逐渐充盈膨胀而扩张伸展，以提供额外的皮肤组织，从而修复烧伤或其他原因引起的瘢痕、软组织损伤。

五十五、哪些情况下应谨慎埋植扩张器？

1. 全身抵抗力低下，局部感染或有感染迹象的患者。
2. 局部接受过放射的组织放置扩张器。
3. 在组织血运比较差的部位放置扩张器。
4. 正在接受化疗的患者不宜放置扩张器。
5. 有心理障碍或心理承受能力比较差的患者不宜放置。

五十六、烧伤后游离植皮的皮片分哪几种？

根据游离皮片厚度，游离皮片可分为刃厚皮片、中厚皮片、全厚皮片和含真皮下血管网皮片。

五十七、刃厚皮片的优缺点是什么？

1. 优点
（1）容易生长成活、抵抗力较强。在条件较差或有轻度感染的肉芽创面上也可存活。
（2）供皮区恢复快、不需要特殊处理。取皮后 7～10 天即可自行愈合，无显著瘢痕遗留，需要时间可再次或 3 次供皮。

2. 缺点
（1）因皮片所含弹力纤维甚少，成活后挛缩严重，有时可比原来的面积缩小 40%。由于所植皮肤发生挛缩、不平甚至导致附近组织移位变形，加之移植皮片颜色深暗，往往达不到功能恢复目的，有碍美观。
（2）由于皮片薄，故而经受不住外力的压迫和摩擦，刃厚皮片多用于感染的肉芽组织创面和大面积皮肤损伤修复。康复治疗注意轻柔操作，不做压迫和剪切动作。可使用理疗如水疗、光疗和高压氧治疗。

五十八、中厚皮片的优缺点是什么？

1. 优点
（1）存活力强。因含有较多的弹性纤维，故成活后收缩性较刃厚皮片小，质地柔软，能耐受摩擦，外观与功能方面远远超过刃厚皮片。

（2）因供皮区创面仍然留有真皮组织，其深层毛囊与腺体上皮细胞可以再生，使供皮区创面能自行愈合。

2. 缺点

（1）薄中厚皮片成活后颜色仍较暗，收缩仍较大。

（2）厚中厚皮片供皮区创面常遗留增生性瘢痕。康复治疗可针对瘢痕区使用中频电疗，可软化瘢痕、松解粘连。

五十九、全厚皮片的优缺点是什么？

1. 优点　移植成活后，质地柔软、收缩性小、色泽改变较少。比中厚皮片更能耐受摩擦，其活动性好、功能恢复好、与正常皮肤甚为近似。

2. 缺点

（1）由于皮片厚，故在血供较差的创面上难以存活。

（2）抗感染能力差，对受皮区的创面要求高，必须新鲜、无菌、血运丰富。

（3）供皮区创面不能自行愈合，必须用缝合或用中厚皮片移植等方法才能闭合。

（4）取皮面积受限制，故不适于缺损区域较大的创面移植手术。

六十、手烧伤植皮后如何进行日常生活动作训练？

日常生活动作训练应极大地调动患者的参与意识，减轻家庭的负担。生活动作训练要循序渐进，拆线后即训练患者手握勺吃饭，第一周在勺柄上缠上绷带，增加摩擦力，待手指活动稍灵活后改用筷子吃饭。随着时间的推移，可逐步训练其穿衣、系扣、穿鞋、系鞋带、剪指甲等，以达到其生活完全自理为止。

六十一、颈部烧伤后瘢痕如何进行主动训练？

颈前瘢痕，应在仰卧位时肩下垫小枕头，使颈过伸牵拉瘢痕或卧位时抬头使颈前伸。如为颈单侧瘢痕，则头向健侧倾斜和转动，或患者手提重物使肩关节向下牵拉，以增加颈部过伸的程度。

六十二、腋部烧伤后瘢痕如何进行主动训练？

上肢外展90° 或上举过头，仰卧位时双手交叉于后脑使腋伸展。

六十三、手烧伤后瘢痕如何进行主动训练？

拇指指尖掌面与其余四指指尖掌面做对掌运动，利用健手帮助患手的掌指、指间关节做屈曲或伸直运动。站立位手掌放置在桌面上，靠体重下压使腕背伸或屈曲，做与瘢痕挛缩相反的动作。双手指蹼瘢痕者，做左右手五指交叉，插入指蹼按压瘢痕；双手虎口瘢痕者，左右拇指交叉入虎口，按压瘢痕。

六十四、肘部烧伤后瘢痕如何进行主动训练？

如为肘前瘢痕，则用手拉门把，利用自身体重产生牵拉作用，做肘关节伸直动作。如为肘后瘢痕，则相反，应做肘关节屈曲动作，以对抗瘢痕挛缩。

六十五、髋部烧伤后瘢痕如何进行主动训练？

如为髋前侧瘢痕，则取俯卧位牵拉瘢痕，仰卧位做下肢外展活动或下肢屈曲抱膝运动，站立位做下肢后伸运动；如为髋后和臀部瘢痕，则仰卧位做下肢抬高运动，或下蹲以牵拉瘢痕。

六十六、膝部烧伤后瘢痕如何进行主动训练？

俯卧位时膝伸直使腘窝伸展以对抗腘窝部瘢痕；如为膝前瘢痕则做屈膝活动，或单腿站立，用布条或毛巾置于患肢小腿下 1/3 处，用手向上提，使膝屈曲。

六十七、足部烧伤后瘢痕如何进行主动训练？

进行足背屈、跖屈、外翻、内翻运动，站立位时穿平底鞋使足跟踩地。

六十八、烧伤患者恢复期关节活动度训练的目的是什么？

早期运动疗法的目的是保持烧伤区和非烧伤区的肌力与关节活动度，控制肿胀，预防烧伤部位的挛缩和畸形，改善机体循环与组织代谢，促进创面修复。宜少量多次进行。

六十九、烧伤恢复期关节活动度训练中要注意哪些方面？

应熟知病情，定期评定关节活动度及烧伤创面情况；掌握损伤的愈合进程，训练要循序渐进，逐渐加量；密切观察局部情况，避免暴力；关节活动度练习和肌力练习要同步进行；做好宣教工作；定期到医院做康复评定，以确定疗效及制定下一步康复方案。

七十、烧伤后患者的心理护理是什么？

1. 提高自身素质。

2. 建立良好的护患关系。

3. 取得患者及其家属的配合。

4. 讲话慎重，做好患者思想工作。

5. 细心观察患者心理变化。

6. 加强基础护理。

7. 加强早期功能锻炼。

8. 制订心理护理计划。

七十一、怎样减轻烧伤患者的后遗症？

1. 消除恐惧心理 烧伤早期，由于患者生命随时面临死亡的威胁，会表现出现极度的紧张和恐惧，渴望得到及时的救治和关怀。医护人员需沉着冷静进行抢救，并严密观察患者的情绪变化，告诉患者医护人员会全力抢救，使患者产生安全感，消除紧张、恐惧心理，积极配合治疗和护理。

2. 树立重生信心 伤后部分患者因忍受不了疼痛的刺激，产生绝望、暴躁甚至谩骂、攻击等行为和不良心理。这时护士要有极大的忍耐力，谅解患者，在治疗患者家属的积极配合，使患者在心理上摆脱死亡的威胁，激发出求生的动力和信心。

3. 减轻焦虑心理 护士在做好基础护理的同时，应观察患者的情绪变化，听取患者的倾诉，掌握情绪变化的原因，进行有针对性的指导和帮助，并通过介绍成功病例以增强患者对治疗的信心，从而减轻焦虑，缓解心理压力，使患者以良好的心态面对现实。

4. 克服自卑心理 医护人员要给予患者精神上的鼓励和关怀，使其树立信心和勇气，消除自卑心理；指导并协助患者进行功能锻炼，结合理疗、体疗、红外线照射等辅助治疗促进康复，使患者最大限度地恢复自信心和生活自理能力。

5. 回归社会角色 医护人员向患者和家属讲解功能锻炼的重要性，让患者及家属共同参与制订一个切实可行的训练计划，帮助患者完成角色转换，摆脱依赖心理，参与力所能及的自我照顾活动，早日回归社会。